アワ歌で元気になる

驚きのコトタマパワー

宮﨑 貞行
Miyazaki Sadayuki

文芸社

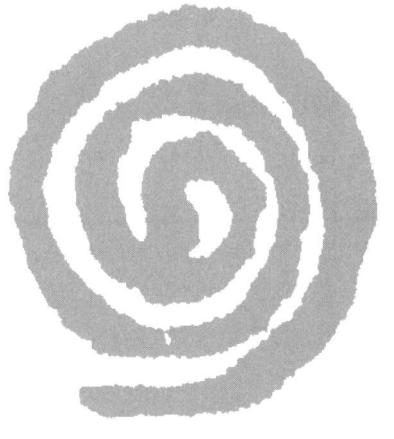

山頂にて——はじめに

南三陸町を見下ろす小高い山の上——。
十数人の男女が、遠くに広がる市街地と海を眺めながら、なにか歌を歌っているようです。海の彼方に届けとばかりに、大声を張り上げて歌っています。

平成二十三年三月十一日の大津波の被害を受けた宮城県の南三陸町は、頂上から見下ろすと、人家は跡形もありません。この日は大震災から半年経っていましたが、三月初旬まで黒い屋根の街並みがあったはずの場所に、灰色の街路網が残っているのが遠望されるばかりです。

町の海岸線の向こうには、紺碧の太平洋が広がり、水平線の靄《もや》のなかに消えています。とても半年前に荒れ狂ったとは思えない静かな海です。千人余の町民を一瞬のうちに呑み込んでしまった凶暴な海とは打って変わった、穏やかな姿を横たえています。

ここは、標高五百メートル余の田束山《たつがね》の頂上。かつて、奥州藤原氏が霊峰と崇《あが》め、多くの僧侶が修行した田束山です。頂上のあちらこちらに、ゆかりのある死者を弔うため納経した経塚が今も残っています。

南三陸町を見はるかすこの霊峰で、十数人の男女は、起立したまま何を歌っているのでしょう。同じ歌詞を何回も繰り返して声を限りに歌っています。死者の旅立っていった冥界に届けと喉を震わせているようにもみえます。

男女の足元をみると、おや、草むらの上を季節外れの紋白蝶が五、六頭ひらひらと舞っているではありませんか。まるで、歌声に乗って楽しげに飛び跳ねているようです。

山頂に響く歌声は、アイウエオの母音を長く伸ばしながら、あるいは高く、あるいは低く連綿と続いています。哀調もなく、悲壮感もなく、ただ明るい音色が、底抜けに青い秋の大空に吸い込まれています。澄み切った母音の響きが、この山の木々にも地中にも浸透しているようです。

耳を澄ませてみると、それは「アワ歌」といわれるものでした。アから始まり、ワで終わる不思議な四十八音からなる歌でした。「アカハナマ」からはじまり、「タラサヤワ」で終わる二十四音二組の歌詞でした。

古代から伝わる歌といわれていますが、意味はまだ解明されていません。意味は分からないけれども、だからと言って、意義がないわけではないのです。

少なくとも、南三陸町を見下ろしながら歌っている人たちにとって、それは重大な意義のある歌でした。一言でいうと、それは「ととのえる」という意義を内包した歌でした。

何をどのように「ととのえる」のでしょうか。体と心を健康になるよう整える歌なのでしょうか。それは、海や山や大空とも関係がある歌なのでしょうか。あるいは、古代の神霊や現代の死者の魂と何らかのつながりがあるのでしょうか。

その答えを、これから皆さんとともに少しずつ解き明かしていきましょう。本書では、何かを「ととのえて」くれるというアワ歌の秘密にじっくり迫っていきたいと思います。

読者の皆さんも、なにかふと気付くことがあれば、読んでいる途中で実際に思い思いに声を出して音の響きを体感していただければ幸いです。

さっそく、歌の中身と由来からご紹介していきましょう。

もくじ

1　合わせ鏡

アワ歌の言葉の意味はわからないのですが、まず四十八音の歌詞を説明しておくことにしましょう。歌詞は覚えやすい五七調で、前段二十四音と後段二十四音の二つに分かれています。

五七調は、和歌や俳句の基調をなす民族の体内リズムとでもいうべきもので、和歌や俳句の原型がこの古代のアワ歌にみられます。

アカハナマ　イキヒニミウク
フヌムエケ　ヘネメオコホノ
モトロソヨ　ヲテレセヱツル
スユンチリ　シヰタラサヤワ

たったこれだけの歌詞です。
イロハ歌と同じように、四十八音はそれぞれ一回だけ用いられています。
これを繰り返し、繰り返し一音ずつ引きのばしながら連綿と歌い続けていくのです。

「アー、カー、ハー、ナー、マー」と長く引きのばします。ヱーは「ユェー」と、ヰーは「ユィー」とY音で、ヲーは「ウォー」と、唇をすぼめてW音で発音します。ゆっくり歌うと、約三分かかります。

古代にどのような節回しで歌われていたのか不明ですが、この四十八音が現代によみがえり、いろいろな旋律でいま各地で歌われています。その一番歌いやすい代表的な音譜を95ページに掲げていますので、参照してください。また、ユーチューブで「アワ歌」と検索を入れると、何人かの方がそれぞれの節回しを披露しています。

アワ歌四十八音を、こんどは五音と四音に分解して前段と後段に整理すると、つぎのようになります。

アカハナマ　イキヒニミ
ウクフヌム　エケヘネメ
オコホノモ

トロソヨヲ
テレセヱ　ツルスユン
チリシヰ　タラサヤワ

ご覧になってすでにおわかりのように、前段はア行から始まり、イ行、ウ行、エ行、オ行と進み、後段は逆にオ行、エ行、ウ行、イ行、ア行へと戻っていることがわかります。鏡に映る姿に似て、ア行からオ行へ、オ行からア行へと対称性が隠れていますね。まるで、言葉の合わせ鏡のようです。表と裏といってもよいでしょう。

歌の意味ははっきりしないのですが、あとでご紹介する原典の『ホツマツタヱ』によると、冒頭のアは天を意味し、末尾のワは地を意味すると解されていますから、そうすると歌には天と地を結び付けるような意味があるのかもしれません。アからワへ、ふたたびワからアへと永遠の循環を歌い続けますから、天と地の無限の循環を歌で示そうとしたのかもしれません。

天は父のはたらき、地は母のはたらきと考えるなら、父と母の合一によって万物が生まれたことを言祝《ことほ》ぐ歌というふうに理解することもできるでしょう。

あるいは、天をあの世（潜象界）、地をこの世（現象界）と解するなら、アワ歌は、あの世とこの世を結び付け、あの世とこの世の調和をもたらすというふうに解釈することもできますね。乱れた表と裏の秩序を元通りにすると解釈してよいかもしれません。

とすると、南三陸町を十数人の男女が見下ろしながら歌ったのは、津波の死者の魂を再びこの世に招きよせ、元気づけてあの世に送り返す作業であったのかもしれないと思えてきます。

思いがけない災難に出遭って、まだ気持ちの整理のつかないでいる魂、残してきた家族のことを心配している魂に何かを呼びかけていたのでしょうか。

山頂の男女は、天と地、霊界と現界を結び付け、整えようとしていたのでしょうか。

アワ歌は、一般に、心身を整え健康を取り戻す歌といわれていますが、落ち着かない死者の魂をなぐさめる鎮魂の歌でもあったのでしょうか。また、元気になる歌とすると、それはどういう仕組みで元気を回復してくれるのでしょうか。

謎はますます深まります。そんな疑問を胸に秘めて、これから謎解きを進めてみることにしましょう。

2　癒しの力

アワ歌は、昭和の終わりごろから所々でぼつぼつ歌いはじめられ、平成二十年ごろから急速に勢いを増して広まってきています。

北海道から九州まで、各地で十数人のグループが思い思いに集まって歌い、楽しんでいるようです。集会所で二時間以上ぶっ続けに歌うグループもあれば、神社や古墳など名所旧跡を訪ねて喉をふるわせている人たちもいます。演奏会で、独自の節回しを披露する声楽家も増えてきました。

インターネットで検索してみると、多数のサイトやブログで紹介され、ユーチューブでいろいろな人が歌っているのを聴くこともできます。声楽家のアイカさん、キリロラさんなどもCDですばらしいソプラノを披露しています。

決まった旋律はなく、歌い手の感性によって好きな音程で好きなように節をつけて歌ってよいのです。高音の美声で歌っても、低音のガラガラ声で歌ってもさしつかえないのです。

最初にまとまった形でアワ歌を紹介してくれたのは、群馬県の石田英湾さんでした。石田さんは、玄米正食を研究し、玄米を中心とした食養の普及に努めていた人ですが、『ホツマツタヱ』という古代の文献を読んでいてアワ歌に出会いました。そして、自己流で歌ってみてすがすがしい気分を味わい、病気の人にも勧めてみて、アワ歌が自然治癒力を増し健康を回復するその力に驚嘆し、平成四年に『言霊アワ歌の力』を出版しました。その体験をこう語っています。

「最初のうちは妙な感じでしたが、慣れるにしたがって、それはまったく新鮮な生命の流れを心身に感じるようになり、たいへん快い、すがすがしい心身の感じを味わえるようになりました」
「この歌を唱和すればするほど、わが身の生命の気が、宇宙生命の気と一体になって循環し合う恍惚感を全身に感じられます」

こう気付いた石田さんは、言語障害の子どもや情緒不安定の子どもに親子で唱和するよう勧めたところ、性格が明るくなってきた、行動が安定してきた、怖気づかなくなったなどの反応が出てきたと報告しています。

また、赤ちゃんに歌って聞かせたところ、すやすやと眠り、ときどき歌をせがまれると語っています。
「要求にこたえて歌ってやると、しばらくして全身の力が抜けてぐったり状態に寝込んでしまいます。アワ歌が心地よい響きの構成なのを、赤ちゃんは承知しているのです」

近年特に、アワ歌の普及に力を入れているのは中山博さんです。

中山さんは慶応大学卒業後、いくつかの企業に勤めたあと神田で料理店を経営していましたが、アワ歌の魅力にとりつかれ、平成六年ごろからアワ歌の会を東京、神戸、那須などで定期的に開催するかたわら、各地の神社、旧跡を巡りながら仲間とともにアワ歌を捧げてきました。

今では、まるで歌の神様に魅入られたかのようにアワ歌一筋の毎日です。

中山さんは、男ながら霊媒体質を持っており、アワ歌の集会では、ひとしきり歌ったあと、異界からの言葉を降ろして伝えています。ブログをみると、「光を受けなされ」「光へとまいられよ」といった目に見えない光に関するものが多いようです。

人家の消えた南三陸町を見下ろしながら声を限りに歌っていたグループも、中山さんの歌会の人たちなのでした。中山さんの周りには、忙しい毎日の生活のなかで心の落ち着きを求める人たち、国土の平安を祈る人たちなどが、思い思いに集まってきているようです。

石田英湾さんのようにアワ歌を宇宙生命と同調する健康法としてとらえる人もいれば、中山博さんのように見えない宇宙の光と交流するスピリチュアルな儀式として歌っている人もいます。

また、アイウエオの発声練習の道具として歌っている声楽家もいます。独自の感性でアワ歌を作曲している音楽家も何人かいます。

アワ歌のもつ癒しの力や音声を伸びやかにする効果に、皆さん気付いてきたのですね。まだ、きちんとその理由を説明した人はいないのですが、直観的に分かってきたのでしょう。

歌い手の考えや境地によってどのようにも使えるところに、アワ歌の不思議な魅力があるようです。競争の激しい都市生活に疲れ気力の萎えてきた人、原子力災害にあって落ち込んでいる人も活用できます。仏教やキリスト教の信徒で歌っている人もいます。

アワ歌はすべてを受け入れる包容力があるようです。

3 歌の起こりは

このように近年になって広く知られるようになりましたが、アワ歌の歴史は、意外と古いのです。

アワ歌の最初の記録は、今から千九百年前、第十二代景行天皇（ヲシロワケ）に献上されたという『ホツマツタヱ』の中にあります。景行天皇は勇猛なヤマトタケの父君で、地方部族を討伐し大和朝廷の版図を拡大した天皇ですね。

『ホツマツタヱ』（以下「ホツマ伝」と記す）そのものは、およそ六千年前にクニトコタチが日本の原型（トコヨクニ）を東北の多賀城あたりに建国したことに始まり、イサナキ、イサナミ以来の統治を経て次第に発展してきたことを回想した歴史書です。

ホツマというのは、「すばらしい真理」という意味で、それを伝承してきた歴史書が

『ホツマ伝』なのです。
その写本は、滋賀県高島市や愛媛県宇和島市の旧家で代々引き継がれていたのが昭和四十年代に再発見され、現在、東京の国立公文書館や滋賀県安曇川町の中江藤樹記念館に保管されています。

景行天皇の時代は、関東や九州で反乱が相次いでいたので、天皇は皇子のヤマトタケをたびたび派遣し、鎮定させようとしました。その上、各地で疫病が流行し、多くの民が病に倒れていました。重い軍役と疫病で、人心は沈滞していたのです。気持ちが暗くなると、当然、発する言葉にも力がなくなってきますね。

ホツマ伝は、こうした国の窮状を救おうと考えた景行天皇の諮問に応じ、オオタタネコが編集し、朝廷に献上されたものです。オオ・タタネコは、物部氏の神官（多氏）で、当時の最高の知識人でもありました。

ホツマ伝によると、遠くイサナキ、イサナミの命《ミコト》の時代に、民心が緩み、民の言葉が乱れたので、言葉を整えるためこのアワ歌を教え、普及させたといいます。当時は、多くの部族が乱立していたので、言葉を統一するという狙いもあったのでしょう。アワ歌によって、アからワまでの一音、一音をはっきり発音させると、乱れた言葉遣いが整い、心と体のはたらきが整えられ、不思議に病人まで健康になっていったと記録されています。

神官オオ・タタネコは、このイサナキ、イサナミにさかのぼる素晴らしい治世の歴史を思い起こし、歴史から統治の仕方と生活の知恵を学びなおすことを教えようとしたのです。その中で、人心を元気づける手軽な方法としてアワ歌をもう一度復活させ、普及させることを提言したのでした。

オオ・タタネコを祀る神社は、奈良の三輪山のふもとに若宮社という名で今も維持されています。彼は、三輪山の大神、オオモノヌシを祀る神官で、代々オオタタネコを名乗っていました。地元の人たちは、彼の偉大な業績に感謝しようと、清楚なお宮を今日まで千九百年間もずっと保持してきたのです。

記録には残っていませんが、賢明な景行天皇なら、ホツマ伝の献言を採用し、さっそくアワ歌を歌うよう諸国に指示を下したことでしょう。もしかすると、皇子のヤマトタケも関東や九州に遠征の途中、どこかの村で農民が畑仕事をしながらアワ歌を歌うのを聴いていたかもしれませんね。

景行天皇の御陵は、奈良県纏向《まきむく》の里、山辺《やまのべ》の道沿いにあります。深い濠に囲まれた巨大な前方後円墳で、相当の権力を持っていたことをうかがわせます。

墳墓の森には、アオサギやリスなどが巣をつくり、近くの丘には、景行天皇が住まいした宮殿の跡や最初の天覧相撲をとった土俵の跡地も残っています。付近は、桃や柿の木をまじえた静かな田園風景がひろがっており、耳を澄ますと、いまもゆったりとした調子のアワ歌が聞こえてきそうな、のどかな農村地域です。

4 ホツマの伝承

ホツマ伝は、五七調の叙事詩を一万行余り連ねて、縄文前期から古墳時代までの祖神の歴史を綴っています。

それによると、六千年前、東北のタカ（多賀城あたり）にあったヒタカミ（日高見）のトコヨクニ（常世国）は、地球の寒冷化に伴い南下し、イサナキ、イサナミの時代に琵琶湖畔のタカ（多賀）に都を移します。肥沃な琵琶湖周辺から水田耕作を開始し（それまでは、土に直播する陸稲でした）、太陰太陽暦を製作して田植えと収穫の時期を決めていました。

イサナキ、イサナミの子アマテルの時代に、君《きみ》と臣《とみ》と民《たみ》の心を一つにまとめてすぐれた統治（アメナルミチ）を行いましたが、その歴史を情感あふれる古代語で連綿と歌い上げています。

全国を八地域に分け、八人の皇子を派遣し、八民《やたみ》に水田耕作と機織りの方法を広めました。そして、刑法を定め、租税制度を整え、しばしば起きた内乱を鎮圧してきたことも記しています。

しかし、のちに統治のあり方をめぐって混乱を生じたので、それを正そうとして東征してきた親戚の一人である神武天皇（イワレヒコ）に政権を移譲することになります。

古事記や日本書紀が二千六百年前の神武天皇以降のヤマト王朝の治世を中心に編纂されているのに対し、ホツマ伝は、六千年前の東北王朝以降の民衆の生きた生活史が主体となっています。それは、民の生活指針と君の施政方針を記した百科全書のようなものでもありました。

ホツマ伝は民族の長い歴史を回想する中で、アワ歌の話をはじめ、和暦の用い方、病気の治療法、夫婦の和合、出産の仕方、住居の建築法、機織りの仕方、乗馬法などにも言及しています。

心を清めて日々を過ごし、お互いに思いやりの気持ち（ミヤビ）をもって共同生活を営むことを奨励し、為政者には鏡、玉、剣の三種の神宝とコトタマ（言霊）を用いて上下融和の統治を行うことを勧めているのです。

面白いことに、ホツマ伝では、肉食を避け、魚と野菜中心の食べ物にすることを強く求めています。肉食は血をけがし、病を招き、やがては国の安定を乱すと警告しています。寒くてやむを得ず肉を食べたときは、大根をたっぷり食べて中和しなさいと忠告しています。

現代医学と同じようなことを伝えているのは、非常に興味ぶかいものがありますね。肉食中心の食事は生活習慣病を招くということを当時の人々は良く知っていたのです。

古代人は、現代人と変わらないくらいに、いやそれ以上に賢明だったのです。古い神話的な表現だからといって、詩的な言葉で書かれているからといって、馬鹿にしてはいけないと思います。

ホツマ伝は、書かれた内容や用語をみても、八世紀に編纂された古事記や日本書紀より古いことは確かと思われます。記紀にみられない古い言葉がたくさん出てくるのです。意味が分からなくなっていた和歌の枕詞の由来もきちんと説明しているのです。

大和朝廷が古事記などを編纂したとき、各氏族に伝わる家伝の歴史書を集め参考にしながら編集したので、おそらくホツマ伝も重要文献として参照したはずです。編集の過程で、ヤマト朝廷の支配政策に都合の良い箇所をとりあげ、都合の悪い箇所を切り捨てながら官製の王朝正史を編集していったものとみられます。

ホツマ伝の優れた研究家である松本善之助さんや池田満さんらは、古事記や日本書紀の記述の中でホツマ伝を踏襲した部分が少なくないことを立証しています。興味のある方は、ぜひ松本さんの『秘められた日本古代史ホツマツタへ』と池田さんの『ホツマ縄文日本のたから』などを読んでいただきたいものです。

古事記や日本書紀など、朝廷によって正式に編纂された歴史書を絶対の「正史」と見る立場からは、ホツマ伝は、後世に編纂された「偽書」と位置づけられています。

しかし、それは官製の歴史書、正統史でないという意味にすぎず、それでもって直ちにホツマ伝の内容がすべて虚偽ということまで意味するわけではありません。また、官製だからといって、記紀の内容がすべて正確であることを保証するものでもないのです。

ホツマ伝は、写本の形で何代にもわたって伝えられてきましたから、その過程で後世の筆記法や仮名遣いの誤記などが一部混入したかもしれません。しかし、だからと言って、すべてを後代の勝手な創作と見る意見には同意しかねるのです。また、明治以降に整理された「旧仮名遣い」と違っているからといって、内容がおかしいということにはならないのです。

日本に限らず、どの国の神話も、それをすべて真実と認めることは誤りですが、物事を神格化して表現しようとした神話の中に、隠されたある真実を認めようとすることは正しい態度と思います。神話とされてきた物語をすべて無視するのでなく、神話的な表現のなかに宇宙と地球と人生の真実を発見しようとする姿勢が大事ではないでしょうか。

食養生を指導していた石田英湾さんは、アワ歌を取り巻く話は、実生活の描写であって単なる神話ではないと、次のように述べています。

「これ（アワ歌の話）は単なる架空の神話とは考えられません。なぜなら単なる神話なら、このような医療技術的な、日常生活的な描写や記録は不要です。『ホツマツタヱ』の内容は、他の古文書と違い、生命の息吹、宇宙生命の気と人々の実生活の気が如実に感じ取れます」

ホツマ伝には、なぜか、病気の治療法や妊娠時の注意、住居の建築法など民衆の生活の知恵が満載されているのです。それは、現代の知見と矛盾しない合理的なものです。単に根拠のない神話と片付けられない古代のある明晰な精神が隠れていると思われます。

官製の史書である古事記、日本書紀には、祖神イサナキ、イサナミが作って民衆に広めたとされるアワの歌は登場しませんが、だからと言って、直ちにでっち上げとみなす意見には無理があります。わざわざ後世にあえてアワ歌の嘘を創作しなければならない理由は、どう考えても見当たらないのです。

さらに、アワ歌を実際に歌ってみて、元気と健康を回復した人が今の世にも少なからずいるとすると、ホツマ伝の記述は、嘘ではなかったということになるでしょう。凝り固まった文献学者風の先入見にとらわれず、素直な心でアワ歌に接近してみることにしましょう。

5　四十八の音

それでは、アワ歌の生まれた背景をもう少し詳しく探ってみたいと思います。

イサナキとイサナミが教えたというアワ歌は、ホツマ伝の本文には、次のように出ています。

二神《ふたかみ》の
おきつぼにいて　国うめど
民の言葉の　ふつ曇り
これ直さんと　考ゑて
五《い》音《ね》七道《ななみち》の　あわ歌を
上《かみ》二十四《ふそよ》声《こゑ》　イサナキと
下《しも》二十四《ふそよ》声《こゑ》　イサナミと
歌ひ連ねて　教ゆれば
歌の音声《ねこゑ》の　道ひらけ
民の言葉の　整ゑば
中国《なかくに》の名も　アワ国や

これを現代語に訳してみましょう。

「イサナキ、イサナミの二神は、オキツボの国で国造りをしようとしたが、さまざまな部族が流入し、人心も荒々しく、人々の言葉が曇っていた。そこでまず言葉をただしく整えることから始めようとアワ歌を教えた。

上の句二十四音をイサナキが歌って教え、下の句二十四音をイサナミが歌って教えた。すると、歌の言霊のはたらきにより人々の言葉がはっきり整ってきた。

こうして、アワの歌にちなみ、国の名もアワの国（淡海、近江）と名付けられたのである」

このことから、上段の二十四声（アカハナマからヘネメオコホノまで）は、イサナキが教え、下段の二十四声（モトロソヨからタラサヤワまで）は、妻のイサナミが教えたことがわかります。

それも、じっと座ったまま歌ったのではなく、立って大きい八尋《やひろ》殿を支える心柱を回りながら歌ったのです。イサナキの宮殿は、琵琶湖畔多賀のあたりにあったものと推測されています。

巨大な宮殿の心柱を回りながら二人が歌ったことは、次の行から明らかです。

八尋《やひろ》の殿に　建つ柱
巡りうまんと　言あげに
……
ふた神は　あらたに巡り
男《を》は左　女《め》は右めぐり
あい歌ふ　あめのあわ歌
あなにえや　うまし乙女に
会いぬとき　女神こたえて
わなにやし　うまし男に
会いきとぞ

宮殿に建っている大きい柱の前で、イサナキは、柱に向かって左から時計方向に、イサナミは柱に向かって右から反時計方向にゆっくり巡りながら、アワ歌を歌いました。

そして、出会った地点でイサナキが「ああなんと素晴らしい乙女に出会ったことか」と声をかけ、イサナミがこれに応えて「ああなんと素晴らしい男に出会ったものよ」と返答しました。そして、二人は交合し、みごとな子を産んだという古代詩です。

ホツマ伝と日本書紀によると、イサナキとイサナミは、最初出会ったとき、柱の回り方を間違えたので流産してしまったが、回りなおして、それぞれ時計方向、反時計方向に柱を回って交わると、正常なワカヒトが生まれたと伝えています。

古事記では、回る方向はホツマ伝と同じですが、出会った時イサナミの方から先に声をかけるという間違いを犯したので、体に障害のあるヒヨル子が生まれたと記録しています。

イサナキとイサナミは、このようにして、ヤマトの地（琵琶湖畔）で一姫三男を産み育てたとホツマ伝は伝えています。

6　キミの原理

イサナキを父、イサナミを母として、子どもたちが生まれましたが、ホツマ伝には、「ア」は父と天を、「ワ」は母と地を意味するという記述もあります。アとワの合体によってわが身の「ヤ」が生まれたとしています。

くに治《し》らす　ものいふ道の
アワ歌の　アはあめと父
ワは母ぞ　ヤはわが身なり
このアワヤ　のどより響く

こうしてみると、「アワヤ」というのは、父と母と子、天と地と人の合一を祝福する声ということになりますね。アワ歌を響かせると、わが身を含めてすべての秩序が整い、国も自然と治まっていくといっています。アワ歌は、喉から響きますが、どうやらそれは天地（アメツチ）から生まれた声のようなのです。

前述したように、イサナキ、イサナミのはたらきは、時計方向の回り、反時計方向の回りという形で表象されていますが、この回り方は、古神道では天地の生成について重大な意味を持つ秘儀とされています（古神道で時計方向というのは、一般常識と異なり、「左回り」と呼ばれます）。

男性は天に、女性は地にもなぞらえますから、イサナキとイサナミの出会いを天と地の出会いと解すると、天の気（微細エネルギー）は時計方向に螺旋状に回りながら降り、地の気は反時計方向に螺旋状に回りながら天に向かって昇っていくことになります。

これを図示すると、次ページのようになります。

螺旋状の円錐体――下向きと上向きの先端が触れ合ったところが、天と地の出会う場であり、この出会いの場で、健常な子どもが誕生し、万物が生成します。人は、いつも天の気と地の気を豊かに受けることにより健全に生きることができるというのが、古神道の伝統的神学なのですが、それを示した最初の文献がホツマ伝なのです。

　古事記、日本書紀の原典のひとつのホツマ伝に、すでに万物生成の原理である右渦巻きと左渦巻きのイメージが示されていたとは不思議ですね。

　しかも、表から右渦巻きと見えるものは、裏から見ると左渦巻きに見えます。右、左というのは相対的なもので、お互いに位相を転換しているので
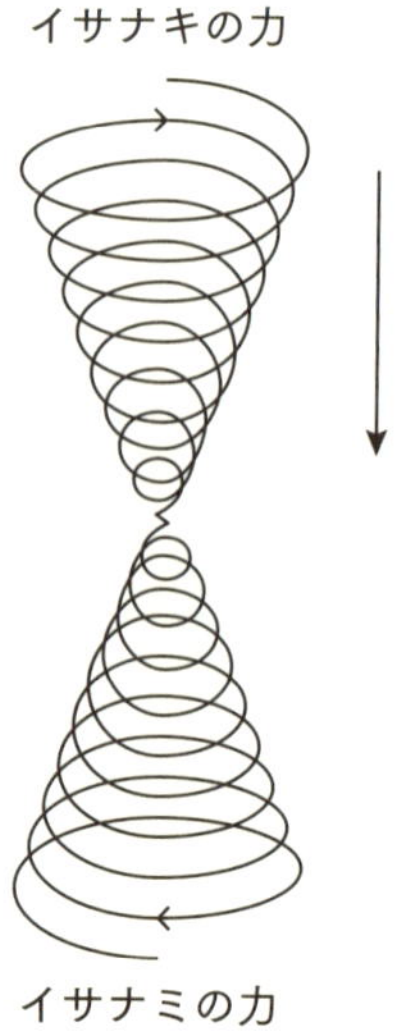

図１　天と地の螺旋エネルギー
表からと裏からと合わせて物事を観ることを、していいます。「表裏観」といって古神道では大切にしています。
　たとえば、人間を表から見ると身体（ミ）の形で顕れますが、裏から見ると意識体（タマ）として顕れ、その二つの体が合体したもの（ミタマ）が人間であると古神道はみています。人の発する音声は、表からみると波動体（コト）ですが、裏から見ると想念体（タマ）であり、その二つが合一したものがコトタマと言われるものです。
　太陽の物理的な光（ヒ）もその裏には意識体（タマ）としての光があり、その二つが互

いに交流し合い、位相を転換し合って太陽としての力（ヒタマ）を太陽圏に及ぼしているとみているのです。太古から日本人はモノのなかに潜んでいる神性をタマとして崇めていたのです。

ホツマ伝によると、イサナキの陽のはたらきは、「キ」と呼ばれ、イサナミの陰のはたらきは「ミ」とも言われていました。「キミ」というのは、したがって陽陰の原理、男女の原理を意味する言葉でした。

この観点から、「君が代」の和歌を解釈すると、「君」とは大君（天皇）のことではなく、「キミ」つまり男女、ひいては人々を意味することになりますね。

「ヨ」とは、代（治世）のことではなく、齢（年齢）を意味しますから、「きみが齢《よ》は千代に八千代に」というのは、人々の長寿を言祝ぐ歌ということになります。

実は、正月に氏族の長（君）を中心に一族郎党が集まったときに、みなで長寿を祝いあう祈り唄が詠み人しらずの「きみがよ」の和歌だったのです。

明治政府は、それを国歌として採用したとき、君を大君と解し「天皇の治世よ永遠なれ」と解釈しましたが、もともとは「一族の寿命よ末永かれ」の意味であり、きわめて民主的な歌であったのです。

こう解釈すると、「きみがよ」は、男女の属する共同体、つまり家庭も会社も国家も、みんなが元気で一丸となって発展しますようにという祈りをこめたすばらしい歌となります。現代日本に一番ふさわしい国歌といえますね。

話が脱線しましたが、以上のようにイサナキは時計方向に回りなおしたので、天と同調し天の気を受けることができ、イサナミは反時計方向に回りなおしたので、地と同調し、地の気を受けることができました。こうして、天と地の気がみごとに合体したので、万物が正常に生まれ、地上に栄えることになりました。イサナミが太陽の霊気（ヒル）を受けて身ごもり、そして生まれた一人がアマテルオオカミであるとホツマ伝は伝えています。

天と地の螺旋運動に身を任せ、素直に従っていくと、このように体の健康も、心の平和も長寿もすべて祝福されるようになるということをホツマ伝は記録しているのです。その基本的な考えは記紀にも引き継がれていますね。

この考えをアワ歌にあてはめると、イサナキが歌った「アカハナマ」から始まる前段の二十四声は、時計方向に回る回転力を持ち、イサナミが歌った「モトロソヨ」から始まる後段の二十四声は反時計方向の回転力を持っていることになります。時計回りと反時計回りのキミの原理がアワ歌を支え、男女と遺伝子を支え、この世と森羅万象を支えているように思われます。

古代には、春秋に村の男女が山に集まり、人垣を作って歌をかけあう歌垣という風習が盛んに行われていました。作物の成長を予祝する歌、豊かな収穫に感謝する歌や求愛の歌などをかけあっていたのです。おそらく、古代の歌垣では男たちがアワ歌の前半を歌い、女たちが後半を歌っていたのでしょう。男女の睦まじい交歓は、まさに「キミの原理」を体現する村の儀式でした。

祭りの最後は、男女が渾然一体となって集団でアワ歌を響かせ、天と地と人の合一、アワヤを祝っていたのではないでしょうか。そのとき村の男女は、平和な「きみがよ」が今まさに現成《げんじょう》したという至福の感覚に包まれていたことでしょう。

7　アイウエオの能《はたら》き

ホツマ伝を昭和四十年代の初めに発見し、精力的に紹介してくれたのは、松本善之助さんでした。当初はほとんど誰も相手にしませんでしたが、松本さんの粘り強い努力のおかげで、各地にまじめな研究者が増えてきました。

松本さんは、出版社勤務に嫌気がさして臨済宗の僧侶になり、座禅の瞑想と托鉢に明け暮れる日々を過ごしていましたが、昭和四十一年に神田の古本屋でホツマ伝の写本に出会い、その内容の豊富さに驚嘆しました。

親子の愛情、恋愛と狂気、生活の喜びと悲しみ、人間の強さと弱さ、要するに人間生活のすべてが生き生きと描かれていたのです。ヤマト民族本来の純粋な原感覚と真の英知が秘められていることに気づいた松本さんは、僧侶を辞め、余生をその研究と普及に捧げました。『秘められた日本古代史ホツマツタヘ』などの著書があります。

ホツマ伝にほれ込んだ松本さんはこんな賛歌を記しています。

「こんなすばらしい書物が
かつて日本にあったろうか
日本人の魂をこんなにまで歌い上げた書物が
かつてこの世にあったろうか
こんなにまで心を清める書物が
日本にこれまであったろうか
五・七のリズムはアメノフシ（天の節）
日本人の心をおのずと歌い上げる一万行」

あるとき、松本さんは、アワ歌の上の句を上段に五字ずつ左方向に並べ、下の句を下段に五字または四字ずつ右方向に並べてみました。アワ歌の巡り方としてイサナキの歌った上の句は右から左へ巡り、イサナミの下の句は左から右へ巡ると考えたのです。すると次のようになりました。

アカハナマ　タラサヤワ
イキヒニミ　チリシヰ
ウクフヌム　ツルスユン
エケヘネメ　テレセヱ
オコホノモ　トロソヨヲ

この配置図で、上段を右から左に横に読んでいくと、アイウエオ、カキクケコ、ハヒフヘホの五十音が現れます。下段も右から左に横に読むと、タチツテト、ラリルレロ、サシスセソの規則性が現れていますね。

どうやら古代に、五十音の規則性が知られていたようにみえます。日本語の動詞がアイウエオの五段活用をすることは、江戸時代に発見されましたが、すでにホツマ伝の時代に、アイウエオが意識されていたのでしょう。

なお、右の図では、ヰとヱは、ワ行ではなく、ヤ行に配列されています。明治に制定された旧仮名遣いでは、ワ行に配置されていましたが、ヤ行が本来の音とすると、ヰは「ユィー」と、ヱは「ユェー」とY音で発音することになります。

松本さんは、次の行に出会って、さらに驚くべき発見をしています。

あいうえお　うつほ、かぜ、ほ、と
みづ、はに、の　交《まじ》はりなれる
みなかぬし

うつほ、かぜ、ほ、と　みづ、はに、の
ゐつ、交はりて　ひととなる
のちは、妹背《いもをせ》　とつぎうむ

ホツマ伝では、アイウエオの五音は、それぞれ、うつほ（空）、かぜ（風）、ほ（火）、みづ（水）、はに（土）を意味しているというのです。そして、空、風、火、水、土の五つの作用、はたらきを組み合わせて最初に成った原人、原初の神人が、ミナカヌシ（御中主）というのです。

原人ミナカヌシは、アイウエオの五原理によって生じたのに対し、それ以降の人類はイモヲセ（イセ）の原理、すなわち陰陽（キミ）の原理によって次第に繁殖していったとしています。

人類の最初の原人は、宇宙の五つのはたらきによって生まれ、そのあとの人間は、イサナキ、イサナミの陰陽のはたらきを通じて生まれていったのです。なんという古代人の洞察力でしょう。古代の人々は、人間の起源まで真剣に考察しようとしていたのですね。

こうしてみると、アイウエオのアワ歌を楽しく歌うなら、五つの要素のはたらきによって生まれた根源のミナカヌシを賛美し、人類祖先に感謝するということになりますね。

空、風、火、水、土の五大作用は、仏教においては、物質の構成要素とされていますが、仏教が渡来する以前にすでに、わが国においても発見されていたとは、なんという不思議でしょう。太古の日本に先住していたアイヌ族をはじめとする縄文民族の洞察と英知が秘められているのかもしれません。

六十年周期で進む和暦や高度の医療技術などを記録していたホツマ伝を読むと、独自の偉大な古代文明を持っていたのかもしれないと思えてきます。

ホツマ伝はアイウエオのはたらきを重視していますが、日本語の「はたらき」という言葉は、実に豊かな意味合いを持っています。

人が体を使ってはたらくときは、「働き」という人偏の国字を日本人は発明しました。それまで、漢字には「働」という字はありませんでしたが、のちに中国は、「働」の字を輸入し、共産党が「労働者」という言葉を採用したのです。「働」の字を発明しなければ「労働者」なるものは生まれなかったのですから、共産中国は、日本人に感謝しなければなりませんね。

また、心のはたらき、気ばたらきという場合がありますが、この場合は、体を使いませんから、漢字をあてはめるなら人偏の「働き」ではなく、「活き」と書くのが適切でしょう。心や気を活発にはたらかせて人の立場を思いやるので、「活き」なのです。


アイウエオの「はたらき」というときは、眼に見えないものが眼に見える世界にはたらきかけるという意味ですから、漢字で書くなら「能き」と表記するのが適切と思います。「可能」というのは、見えない裏から見える表に顕れることのできるという意味ですが、その「能」なのです。

わが国には、「能」という舞台劇がありますが、なぜ「能」という漢字をあてはめたのでしょうか。それは能の演劇が、死者の魂、怨霊など見えないものがこの世に顕《あらわ》れ、はたらきかけているありさまを舞台に映したものだからです。在原業平の亡霊や菅原道真の怨霊が顕れて現実に活動する演劇なので、漢字をあてはめ「能」と呼んだのです。

ですから、見えないアイウエオの言霊や心霊、神霊のこの世におけるはたらきを漢字で記すと「能き」と書くのが適切でしょう。

人間はこの三つの「はたらき」、すなわち体の働き、心の活き、諸霊の能きが三位一体となって生命を維持している複合的な存在なのです。それが、わが国の伝統的な考え方なのです。

アイウエオの能きの詳細については、あとでチャクラとの関係で説明することにしますが、それら五つの能き、いいかえれば空、風、火、水、土の能きについて、五千年前の古代人がどのように直観していたのか、古代人の心になりきって、しばらく黙想してみましょう。わが国の古代人の心、ひいては人類の古層の記憶をいおこしてみましょう。

太古の人類の古層の記憶というものは、いまは西洋論理という複雑な新層によって覆い隠されていますが、きっとマヤ族、ケルト族、ツングース族、シュメール族などにも共通するものがあったはずなのです。

8　ヲシテ文字の不思議

ホツマ伝は、いわゆるヲシテ文字で書かれています。

次ページの図に示したように、縦のア列はすべて丸形で表記され、イ列は半円形で示されています。ウ列、エ列、オ列は、三角、弓形、四角をそれぞれあてはめた、きわめて規則的な表記法です。

横のアカハナマタラサヤワの各行にも、規則性が見られますね。カ行は、縦一線で表記し、ハ行は縦二線で示されています。ナ行は十字で、タ行はY字でかたどられています。

この表記法は、現代の子どもに教えても、ひらがなより覚えやすいものです。これほど

土 水 火 風 空
オ エ ウ イ ア
コ ケ ク キ カ
ホ ヘ フ ヒ ハ
ノ ネ ヌ ニ ナ
モ メ ム ミ マ
ト テ ツ チ タ
ロ レ ル リ ラ
ソ セ ス シ サ
ヨ ヱ ユ ヰ ヤ
ヲ ン ワ

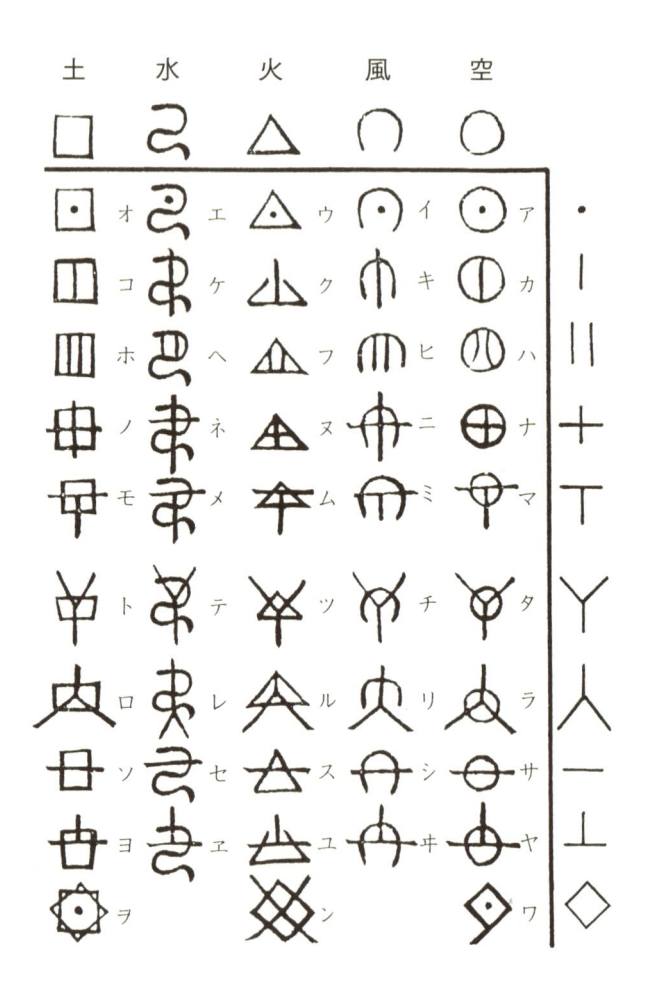

図２　ヲシテ文字の配列

わかりやすい合理的な表記法が古代にあったとは驚かざるをえません。これほど高度の知能が古代にあったことを現代人は信じたくないので、ホツマ伝の偽書説が生まれたのでしょう。

古代文字は、いろいろな種類のものがあったことが近年知られてきていますが、ヲシテ文字も非常に古い家系の氏族が代々伝えてきたものと思われます。岩石に刻まれた五千年以上前のシュメール系の岩刻文字（ペトログラフ）などが近年各地で発見されていることを考えあわせますと、ヲシテ文字は、そうした岩刻文字のひとつから発展したとみてよいのではないでしょうか。

更に驚くことに、よく見ると、ヲシテ文字という古代文字が、空、風、火、水、土の姿をそっくりそのままに映しているではありませんか。前ページの図をもう一度ご覧ください。

ア行は、虚空を示す丸の形で表記され、イ行は風をはらんだ半円形で示され、ウ行は立ち昇る鋭い火を示す三角形で表されています。エ行になると、流れくだる水の姿がはっきりと映され、オ行は四方を示す地面の四角で表されています。

丸の形は、宇宙の原初の生成エネルギーを産みだしている虚空の能《はたら》きを表象し、半円の形は風をはらみ、その原初のエネルギーを運ぶ伝達の能きを表象しているように思われます。

原初のエネルギーは火の気となり、生命力に点火し、活動を開始させます。また、水の気ともなり、流れ下って生命力を保ち、浄めます。火と水は風の作用を通じて地上に降り、土の気と融合して、人間と自然を産み、育て、繁殖させていくのです。

古代人は、すごい直観力によってヲシテ文字を発明したようですね。ヲシテ文字の形そのものに、空、風、火、水、土それぞれの気のエネルギーが込められているのではないでしょうか。

火と水と風のはたらきは、後に古事記において神格化され、それぞれ太陽神アマテラス、月神ツクヨミ、すさぶる風神スサノオに変容していきます。空と土は、アメノトコタチ、クニノトコタチの二神に転化し、本来の宇宙を形作った五作用の意味、アイウエオのはたらきは次第に見失われていくのです。それとともに、原初の神人たるミナカヌシのはたらきも忘れられ、神武王朝の皇祖神アマテラスが中心的な役割を担うことになっていきました。

ヲシテというのは、教える手（方法）のこと、すなわち記号のことです。

アワ歌四十八音のコトタマの意味を単文字で記号化したのが、ヲシテ文字なのです。

じっと眺めていると、それぞれの音の意味が浮かび上がってくるようにも思えてきます。

たとえば、トのヲシテ文字（）は、両腕を天に向けて広げた象が地の象にかぶさっていますから、天から降りてきた恵みを地上に、この世に移していくという意味ではないでしょうか。「ととのう」「ととのえる」という言葉のトトは、天の恵みをいただいて秩序を回復するという原意があるのかもしれませんね。

実際、ホツマ伝には、「トは整ふるヲシテなり」という記述が出てまいります。「トのヲシテ」を人々に教育することによって、歴代の為政者は、この世の秩序をととのえ、平和な社会を築こうとしていたのでした。

トは整ふる　ヲシテなり
二神うけて　親となり
民をわが子と　育つるに
あつく教えて　人となす

トのコトタマで思い出されるのは、第七代孝霊天皇の娘トトヒモモソヒメのことです。彼女はすぐれた巫女《みこ》で、たびたび神がかり、天皇に対する謀反の計画があることなど数々の託宣を下し、崇神天皇の治世を助けていました。

トを「天の教えを地上に降ろしてととのえる」という意味に解しますと、トトヒモモソヒメは天意をこの世に降ろすすぐれた霊媒能力をもっていたので、「トト」という尊称を授けられたのでしょう。崇神天皇陵のちかくにある箸墓古墳は、トトヒモモソヒメとヒメに仕えた巫女群の集合墓とみられています。

もうひとつ、キの文字（）に注目してみましょう。

キ（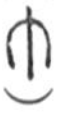）は、風の記号を貫く一本の縦線で表されていますから、風のように眼に見えないが天からまっすぐに降りてきた気のエネルギーを示しているような感じがしますね。天から降り注がれている気は、人体を風のように縦横無尽に駆け巡るのです。日本語のキは、漢字の「気」から派生したもののように思われていますが、そうではなくて太古日本の言葉であったのです。漢字の「気」（チ）は、あとで借用してあてはめたものにすぎません。

面白いことに、松戸市で気功教室を開いている鍼灸師の片野貴夫さんは、鍼灸のツボに、このキという形（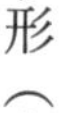）をかきこむと、いろいろな病状が改善されたという症例報告をしています。ボールペンで光明、公孫などの足のツボにキ（）をかきこむと、ひざの痛みが消えるなどの顕著な効果があったと記録しています（『古代文字の気功治療』）。

片野さんのような気功の力が強い方なら、別のカナ文字をかきこんでも改善するのではないかと思いますが、不思議なヲシテ文字の形が実際に治療の現場で現在も利用されているとは愉快ですね。形そのものに、ある種の力が宿っているのかもしれません。

個々のヲシテ文字がどのような力と意味を持っているのか、ヲシテ文字の図象学を早くどなたかが解き明かしてほしいものですね。


ヲシテは、また手振りによる記号も意味しますから、アワ歌を歌うときに、何らかの手振り（手の組み合わせ印）を伴っていたものと思われます。古代の人々は、野外で輪になってアワ歌を歌っていたので、ある手振りを交えながら楽しく踊っていたはずです。

アイウエオの各行の声《こわ》振りに対応するヲシテの手振りがあったはずですが、それがどんなものか、残念なことに伝わっていません。


ですから、読者の皆さんで、空、風、火、水、土を意味する手振りを、思い思いに工夫し、アワ歌の声振りに合わせて手振りしてみてはいかがでしょうか。両手で丸をつくって胸の前で回転させたり、両腕で頭の上に半円をつくって上下させるなどいろいろと試してみると楽しいですよ。胸や頭の中で気の流れがどう変わるか、味わってみてください。

東北や北陸、丹波の山奥の盆踊りは、昔の歌垣の風習を色濃く反映しているので、古代アワ歌の手振り、身振りが部分的に残っているのではないかと思いますが、どなたか研究していただけないでしょうか。

9　神秘のフトマニ図

アワ歌四十八音のヲシテ文字を同心円上に配列したものを、フトマニ図と呼んでいます。ホツマ伝と同じ時期に景行天皇に献上された『フトマニ』という古文献に掲載されています。

フトマニ図は、古代人の宇宙観を示したものといわれています。

図の真中に注目してください。天地を産みだした原初の中心の記号（渦巻きのウ）があり、中心から生まれた原初の天（渦巻きのア）と原初の地（渦巻きのワ）が上下に配置されています。

原初のアは中心からスタートして反時計方向に巻き、原初のワは時計方向に巻いた記号で表象されています。そして原初のアとワを産みだした中心のウ、それはアとワがその役目を果たしたのち帰っていく中心でもありますが、その原初のウのはたらきは二つの渦巻きを合成した形で示されています。

原初の虚空の中心（ウ）から二つの渦巻き（アとワ）が生まれ、原初のアウワの三位一体のはたらきによって、原宇宙と原物質が誕生したことを中心の図は伝えているように思われます。じっと目を凝らすと、ウの対称性の均衡が破れ、アとワが分化したように見え

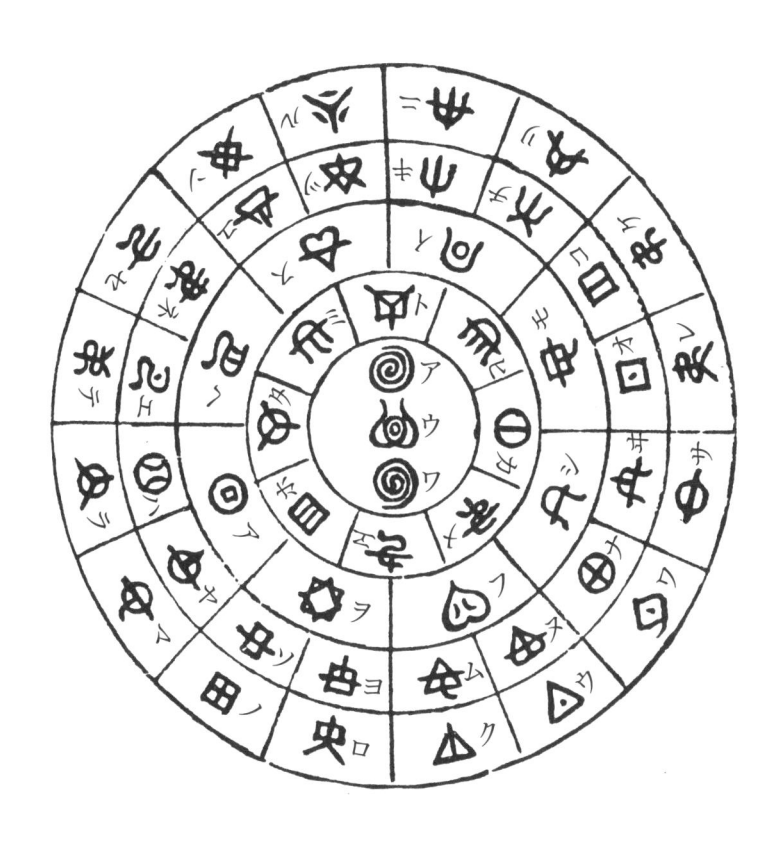

図３　フトマニ図

ますが、みなさんの眼にはいかがでしょうか。

このフトマニ図をよく見ると、ウアワの三つのはたらきによって原宇宙（原物質）が誕生し、そのあとで八（ないし二の倍数）のはたらきを通じて宇宙（物質）が形成され、四方八方に万物が生成されたという宇宙観を表現しているように思えます。中心の原宇宙は、四周四段階の発展を経て、宇宙と万物を形成していったのです。

そして、宇宙と万物はその役割を果たしたのち、ふたたび中心に回帰します。この宇宙生成と回帰のはたらきは、過去にあったと同じように、現在も絶え間なく続けられ、将来も限りなく続いていくとフトマニ神学は考えています。


いいかえれば、フトマニ図には、「創造と終末」の思想はなく、「天壌無窮の生成」のはたらき――「生り成りて化《な》る」が示されているのです。フトマニの中心の神は、創造神ではなく、無限の生成神なのです。

ユダヤ教、キリスト教などセム族系宗教は宇宙の「創造と終末」を強調し、創造があった以上かならず終末があると考えています。しかし、創造や終末と見える現象はあっても、それはあくまでも限りない宇宙の生成のはたらきの一部にすぎないというのがフトマニの思想なのです。

地球の終わりと見えるような大災害が起きたとしても、それは過渡期の現象に過ぎず、なお地球と宇宙のイヤサカは続いていくという楽観論が、フトマニの考えなのです。表になり裏になり、右に巻き左に巻き、位相を変換しながら、遠心と求心の作用が無限に継続すると考えているのです。

イメージとしては、超高速で回転するメビウスの輪を想像していただくとわかりやすくなるでしょう。メビウスの輪のように、表と裏、右と左がいつの間にか交替し、転換しながら、輪の拡散力と収縮力を無限に発動しつづけるのです。一回限りのビッグバンで宇宙の創造が完了したわけではないのです。

原初のウアワのはたらきは、のちに古事記において、それぞれアマノミナカヌシ、タカミムスヒ、カムミムスヒと神格化したかたちで表現されるようになります。

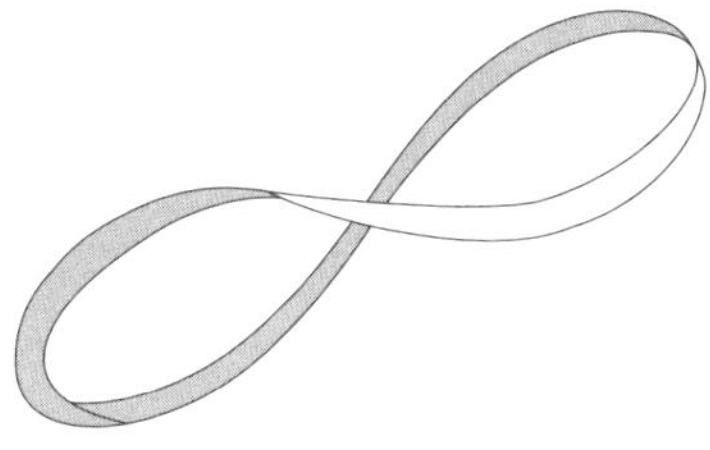

図４　メビウスの輪

古事記の冒頭には、原初の中心神アマノミナカヌシに次いで、タカミムスヒ、カムミムスヒの二神が登場しますが、明治のすぐれた神学者川面凡児によると、タカミムスヒは、裏から表に顕れる積極の作用、遠心力と解され、カムミムスヒは表から裏に隠れる消極の作用、求心力と解されています。虚空の中心に生じた遠心力と求心力のはたらきを通じて、原宇宙が発生したと彼は解釈しています。

この三神のはたらきで原宇宙が生じ、そのあと登場した五組の対神のはたらきで大銀河系、銀河系や太陽系宇宙などが誕生し、発展していったと古事記は整理しています。最後の五番目に登場し、地球国土と人類を産みだした対神が、イサナキ、イサナミでした。

このフトマニ図は、吉凶の占いにも用いられていました。種まきや収穫の時期の選び、婚姻の可否、開戦と講和の占いなどにも活用されていました。

二番目の同心円の八音と、三番目、四番目の同心円からの十六音を組み合わせると、百二十八の組み合わせが生まれますが、それに対応する百二十八の和歌から一つを選び、吉凶を判断していたのです。

百二十八の和歌は、池田満さんの『新訂ミカサフミ・フトマニ』に掲載されています。人生や事業の展開に悩んでいる人は、アワ歌を歌った後、フトマニ図に菊の花を投じて、その落ちた位置の音の組み合わせから一つの和歌を選び、進むか、退くかそれとも待つか、ご自身で判断されてはいかがでしょうか。

あるいは、上下を切りそろえて番号をふった八本の清麻《すがあさ》と十六本の清麻の中から、それぞれ一本を選び、その組み合わせによって和歌を選び針路を判断してみてはいかがでしょうか。

千九百年前の和歌は、宇宙の百二十八の変化の縮図である以上、現代にも生きつづけているはずなのです。

アワ歌の清音を配列したこのフトマニ図をじっとみつめていると、なにか不思議な境地に誘い込まれる感じがしませんか。

原宇宙を産みだした三の作用と人間、動植物を産みだした二の作用を含むこの配列に宇宙誕生と人生の秘密が隠されているのでしょうか。原初の一が三と変化して原物質を産み、陰陽（キミ）の二の原理によって物質が誕生したということを示しているのでしょうか。このフトマニ図は、森羅万象の発生と活動を相似の形で凝縮して示しているように思われます。

もしかすると、フトマニ図にあたらしい素粒子論につながるヒントが隠されているかもしれませんね。最近の物理学は、三個のクオーク（核子）の作用と二個のクオーク（中間子）の作用のつながりについて研究し、また二個のクオークの三世代（八種類）の組み合わせが原宇宙の対称性の破れを引き起こしたことを探究しているようですから。

現代の物理学者は、並の宗教家よりずっと深く原物質の無限の秘境に分け入ろうとしています。最先端の物理学は、古代の直覚を裏付けつつあるように思われますが、わが国の素粒子研究者は、このフトマニ図から貴重なヒントを得られるのではないでしょうか。

10　ヤコトの力

ふたたびフトマニ図に注目してください。

この図で、原宇宙を示す中心円のまわりを四周の同心円が取り巻いているのが見えます

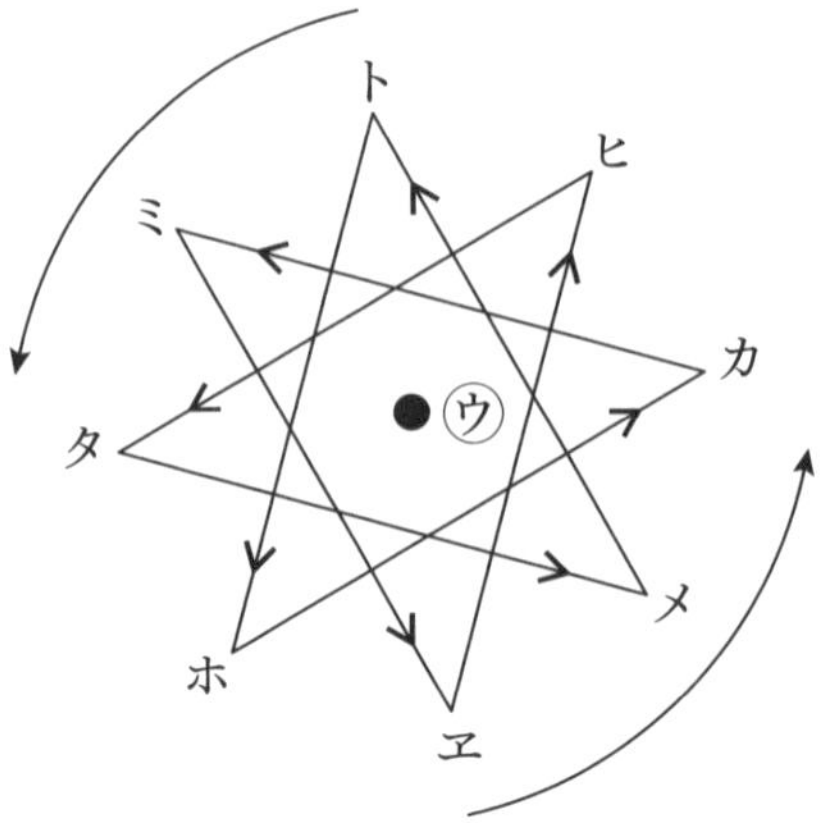

図5－1　トホカミヱヒタメの八角星

ね。四段階の発展を経て原宇宙（原物質）から宇宙（物質）が次第に形成され、そのあと物質を基礎として、イサナキ、イサナミに代表される対神が地球国土と人類を形成していくことを示しています。

この図の一番内側の円周に、トホカミヱヒタメ、二番目にはアイフヘモヲスシの八つの音列（ヤコト）が隠れていることに注目してください。いずれも、図5に示すように、八角形の星を描くように規則的に配列されています。

トホカミヱヒタメの順に発声すると、宇宙に八角形の星を描くことに相当すると考えられていたことがこの図からわかります。このとき、トホカミヱヒタメの「聞くコトタマ」は、たちまち「見るコトタマ」に転化します。こうして虚空に出現した八角の星形そのものも、なにかある強烈な発展力を発揮すると信じられていたのでしょう。

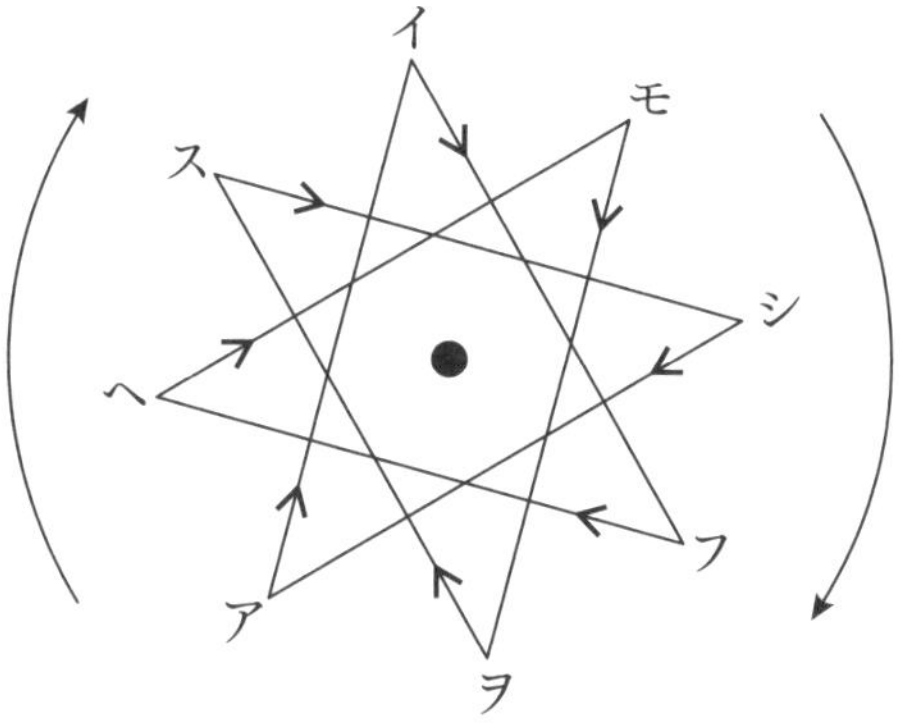

図5−2　アイフヘモヲスシの八角星

八という数は八咫《やた》の鏡や八咫の烏、八幡《やはた》などにも含まれていますが、それはトホカミヱヒタメのコトタマを地上に反映したもので、したがって発展力、生産力、勝利力など偉大な呪力を秘めている数と考えられていたのでしょう。戦国時代の武将たちも、陣営の周囲に八本の幡を立てて戦勝を祈願していました。

この「トホカミヱヒタメ」という八音列のヤコトは、絶大なはたらきをもつ呪言（フトノリトコト）とされ、中臣の大祓祝詞という祓い浄めの祝詞をあげる中で、ひそかに唱えられていました。大祓祝詞には、「天津祝詞の太祝詞事《ふとのりとこと》を宣《の》れ」とあり、ある呪言を唱えると「天下四《あめがしたよ》方《も》の国は罪といふ罪はあらじ」と宣言しています。

この神秘の八音を唱えるだけで、国内のあらゆる罪、けがれは一瞬のうちに消え去り、もとの清浄な姿に戻ると信じられていたのです。

ホツマ伝とフトマニに由来するこの行法は、宮中神道を支えてきた白川伯家の祭祀の中に吸収されていました。

白川伯家の神道は、十一世紀の半ばに、花山天皇の孫にあたる延信王《のぶざね》が宮中祭祀をつかさどる神祇伯に任命されたことに始まります。

平安時代に大陸から仏教、道教、陰陽道などの新思想が大規模に流入し、伝統の古神道の秘儀が埋没するおそれが生じたので、朝廷は、物部氏、猿女氏、中臣氏、忌部氏などの伝承してきた祭儀と秘法を集大成させ、白川神道を作らせたのです。白川家は、歴代の天皇と皇太子にその祭儀と秘法を伝える役目を果たしていました。

ところが、白川神道は、明治初期に開明派の指導者によって宮中との関係を断たれることになります。強硬な公武合体論を唱えた幕末の孝明天皇のように、天皇が霊能を開き「神がかり」風の意見を主張しては困ると考えたのでしょう。

文明開化路線の明治政府によって、白川家による皇室教授は停止されましたが、それまでの宮中祭祀のなかには、確かに、「トーホーカーミーヱーヒーターメー」のコトタマを唱えながら集中的に沈潜する行がありました。天皇と皇太子は、長時間このコトタマに身を浸す修行を続けていたのです。かつて、天皇が賢所で朝祀りを行うときは、八咫の鏡に向かってこのヤコトを四十回繰り返していたと言われています。

幕末明治に白川神道の流儀を一部取り入れた禊教などの教派神道は、「トホカミヱミタメ」と伝えていますが、これは「ヒ」が「ビ」と濁音で発音されたのを「ミ」と聞き誤ったためと思われます。門外不出の白川の秘音をなんとか祭祀の現場に近づいて盗み聞きしようと先人たちは懸命の努力を払っていたのですが、襖越しに聞こえてくる秘音を聞き誤ったとしても、致し方のないことでした。


それにしても、千九百年前の古文献『フトマニ』や『ホツマ伝』に記されたヤコトの秘言が現代もなお用いられているとは、何という生命力でしょう。トホカミヱヒタメというコトタマは、それ自体で強烈な生命力をもっているように思われます。


もう一度、フトマニ図に戻ってみましょう。

フトマニ図の一番目と二番目の同心円は、八音で構成されているのに対し、三番目と四番目の同心円は、それぞれ十六の音（八の倍数）で構成されていますね。この外周二層の同心円を図案化したものが十六弁二列の菊花紋なのではないでしょうか。菊花紋（十六葉八重表菊）は、皇室の紋章となっています（図6）。

皇居の賢所で祭祀を行うときに振られる鈴の紐にも、十六個の鈴が結ばれています。天皇と皇太子は、十六個の清らかな鈴の音の振動に合わせて、心と心の奥を清める瞑想に沈

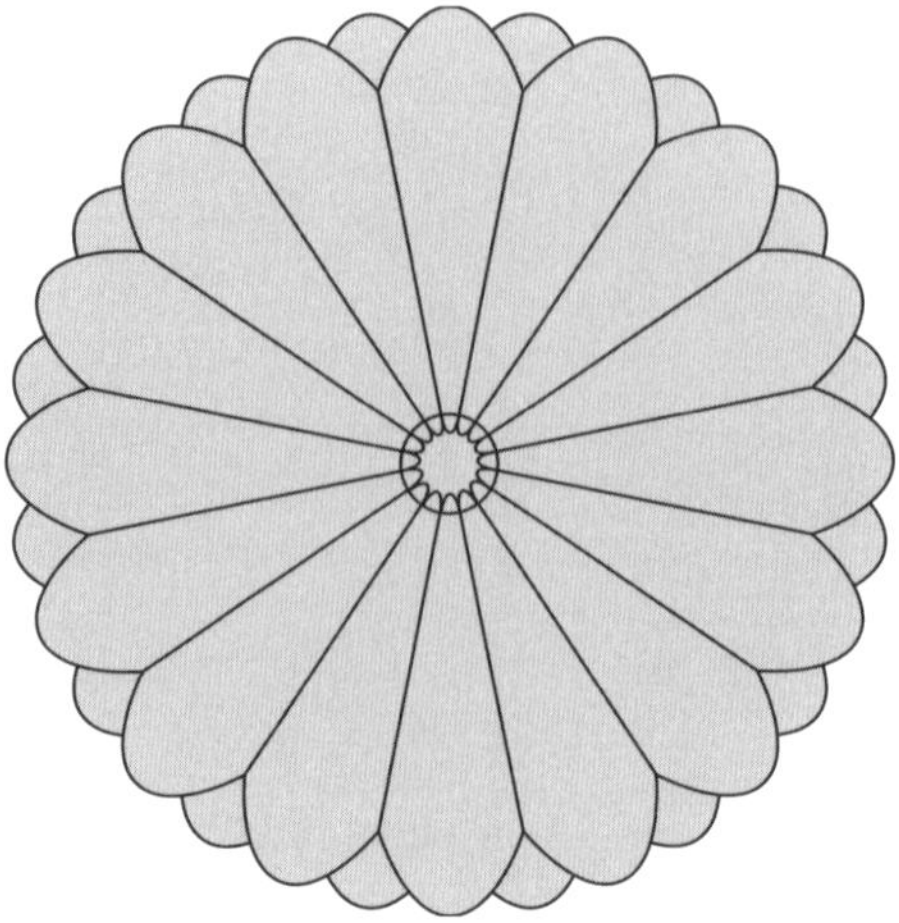

図６　皇室の菊花紋

潜することを白川神道は義務付けていました。鈴の音の音連れにのって降りてくる神気《みいづ》を静かにいただき体内化していたのです。長年にわたる鈴ふり瞑想とヤコトの祭事を通じて霊覚を開発した天皇は、八民の繁栄と平安をもたらすよう臣下に政事の基本方針を降ろしていたのでした。

このように十六や八という数は、永劫に続く宇宙生成とのかかわりのなかで、ある深い神学的な意味を持っているように思われます。八民と地球と宇宙の永遠の繁栄と発展を祈る数なのかもしれません。

「アワの歌には、無限の意味が含まれていて、古代日本を釈く鍵はここにあるといってよい」

ホツマ伝とフトマニの写本を発見した松本善之助さんは、感激をこめてこう語っています（『秘められた日本古代史ホツマツタへ続』)。
アワのフトマニ図は、ある宇宙観をしめすマンダラですが、これをじっと観想しつつ、アワ歌を歌い、全身に響かせながら、無限の意味と神秘の一端をぜひ体感してもらいたいものです。そうすれば、人生の旅路で行き詰まったときに何かのヒントを得られるのではないかと思います。

11　なぜ健康に

アワ歌を腹の底からしっかり歌っていくと、明瞭な声になり言葉の乱れが直りますが、そのほかに健康上の効果も体感することができます。実は、そのこともホツマ伝に記されているのです。

アワの歌　かだがき打ちて
ひき歌う　おのづと声も
明らかに　ゐくら、むわた、を
音声《ねこゑ》分け　二十四《ふそよ》に通ひ
四十八声《よそや》　これ身の内の
巡り良く　病あらねば

永らえて　　　　住江の翁
　これを知る

　これを訳してみますと――。

「アワの歌を琴板を打ちながら朗々と歌うと、声もはっきり伸びやかに出るようになる。すると、五つの魂と六つの臓器のはたらき、さらにはそれらにつながっている魂の緒《を》までが響き、開くようになる。

　裏表の二十四の音に対応する十二の作用（五魂、六臓と魂の緒）が振動し、活発に動くので、血液や体液の循環がよくなる。こうして、病がなくなるので、寿命も延びる。この原理は、住之江にいる住吉の翁がよく知っていることである」

　人間は、五つの魂（心のはたらき）と六つの臓器の活動、そしてそれらを統合している魂の緒という十二の作用によって生きているというのが、ホツマ伝の人間観です。この考えに基づいて古代の大人は子どもたちにもアワの歌を教え、心身ともに健康に育つようにと指導していたのです。

「ゐくら、むわた」を五臓六腑と即物的にとらえる見方もありますが、ホツマ伝の研究者の池田満さんは、それは誤りで、それよりも心のはたらきと内臓の作用と理解すべきと指摘しています。

「ゐくら」――すなわち五つの魂のはたらきとは、原文では明確な説明はありませんが、クシミタマ（知性）、サチミタマ（愛性）、ニギミタマ（感性）、アラミタマ（意性）とクワシミタマ（浄性）のはたらきとみてよいと思います。いいかえると、物事を理解する力、愛する力、感じる力、意欲する力、そしてそれらの諸力をさらに浄化向上させる基盤的な力を意味していると思われます。

アワ歌を歌うと、五つの心のはたらき――知る、愛する、感じる、欲する、浄めるという心の動きを整えていくとホツマ伝は言っているのです。どうしてそうなるのかは、あとでチャクラとの関連で説明することにしましょう。

「むわた」――すなわち六つの内臓の作用とは、肺臓、心臓、肝臓、脾臓、腎臓と胃腸のはたらきとみてよいでしょう。息のめぐり、血のめぐり、養分の代謝、血の浄化、老廃物の浄化、そして養分の消化吸収のはたらきを意味していると思われます。どうやら、古代人は、すごい直観力によって内臓の作用を良く知っていたようなのです。

アワ歌は、長く息を吐きながら引きのばして歌うので、途中で何回かすばやく息を吸い込むことになります。この時、肺は大きく膨張し、刺激されますから、肺のよい運動になることは確かですね。

仕事に追われていると、呼吸は浅く速くなり、肺は三分の一しか使われず、残りの三分の二には古い息が吐き出されないで残っています。そこで「アーカーハーナーマー」と長く伸ばして一息で歌うと、古い息がすっかり吐き出されます。あわせて、腹筋も動き、内臓も刺激され、動きが活発になります。

しっかり歌を歌うと、大きく口を開けたり、すぼめたり、横に張ったりしますから、当然口の周りの筋肉が盛んに動きます。口腔が刺激されて、それにつながっている神経と経絡も開くので、神経や経絡とつながっている内臓も躍動し始めるのです。

経絡というのは、気の流れを運ぶ細胞結合織内の通路のことで、身体には十二の主な経絡があるとされています。経絡が詰まると、気の流れが悪くなり、つながっている内臓のはたらきも弱くなります。

試しに、オーと伸ばして発声してみましょう。

すると、喉の奥の方の口蓋がよく響くことに気が付くはずです。口の中に卵を入れた感じでオー音を発声すると、さらに奥の喉チンコが震え、喉につながっている食道と胃を振動させ、みぞおちの辺りまで響くのが感じられます。胃の悪い人にはみぞおちまで響くオー音で刺激を与えるのがよいかもしれません。

つぎにアーと発声してみましょう。一番よく響くのは、口蓋の前の部分であることが解るでしょう。それとともに、胸の上方の筋肉がピリピリと震えます。当然のことながら、胸にある胸腺と胸の中の心臓にも心地よい振動を与えているのです。

アー音は、奥から前に向かっていく積極的な明るい音だとすると、オー音は前から奥の方に沈んでいく消極的な音といってよいでしょう。アー音は、明るい愛の奉仕の心が前向きに出ていくように胸を刺激し、オー音は胃にはたらいて受け身の感受性をより豊かにするように思われます。

今度はイー音を出してみます。

上の口蓋、上あごが響くのがよくわかります。そして、上あごを越えて、脳の中枢のほう（視床下部）と額にまで響きが伝わっているのも体感できますね。上あごを震わせるように、強く高くイーと発声すると、額の中心がピリピリ振動するのが感じられます。イー音は、視覚に関係の深い音で目ともつながっているのです。イー音は、物事をはっきり認識させ、分析する知性の作用と関係が深いように思われます。

ウー音になると、その反対に、下の口蓋、下あごがよく振動します。

それとともに、下唇の下の筋肉もよく振動し、それとつながっているへその下の丹田の辺りの筋肉にも振動が伝わっていきます。下あごを震わせるように、強く低くウー音を発すると、下あごとつながっている生殖器や泌尿器系を活性化するようです。ウー音は、どうやら本能的な力、根源的な生存意欲の力と関係が深そうです。ウー音は、燃え上がる生命意欲をしめす火のヲシテ文字で表されていますね。

最後に、エー音です。

この音は、口を横に大きく伸ばすので、口蓋の横の部位と両頬の筋肉を刺激します。喉の甲状腺をもっとも強く震わせます。甲状腺ホルモンは、全身の細胞を浄化し代謝を促してくれるもっとも重要なホルモンです。このホルモンが不足すると、間脳の視床下部から甲状腺刺激ホルモンが分泌され調節するのです。

さらに、エー音は鼓膜と後頭部まで響かせているのですが、そのことは、エ行音を長く発していると鼓膜の周りの筋がパチンと音を立てて開くことがあることからもわかります。エー音は、聴覚を涼やかにし、心の反応を清めるような水の浄化作用を持っているのではないかと思います。

ヲシテ文字で、エー音が流れる水の形で表されているのは、エー音の浄化作用を意味するものではないでしょうか。よこしまな思いが浮かんだときは、力をこめ吐き出すつもりでエー音を出す練習をしてみてはどうでしょう。ねたみ、そねみなどの悪い思いは、早く

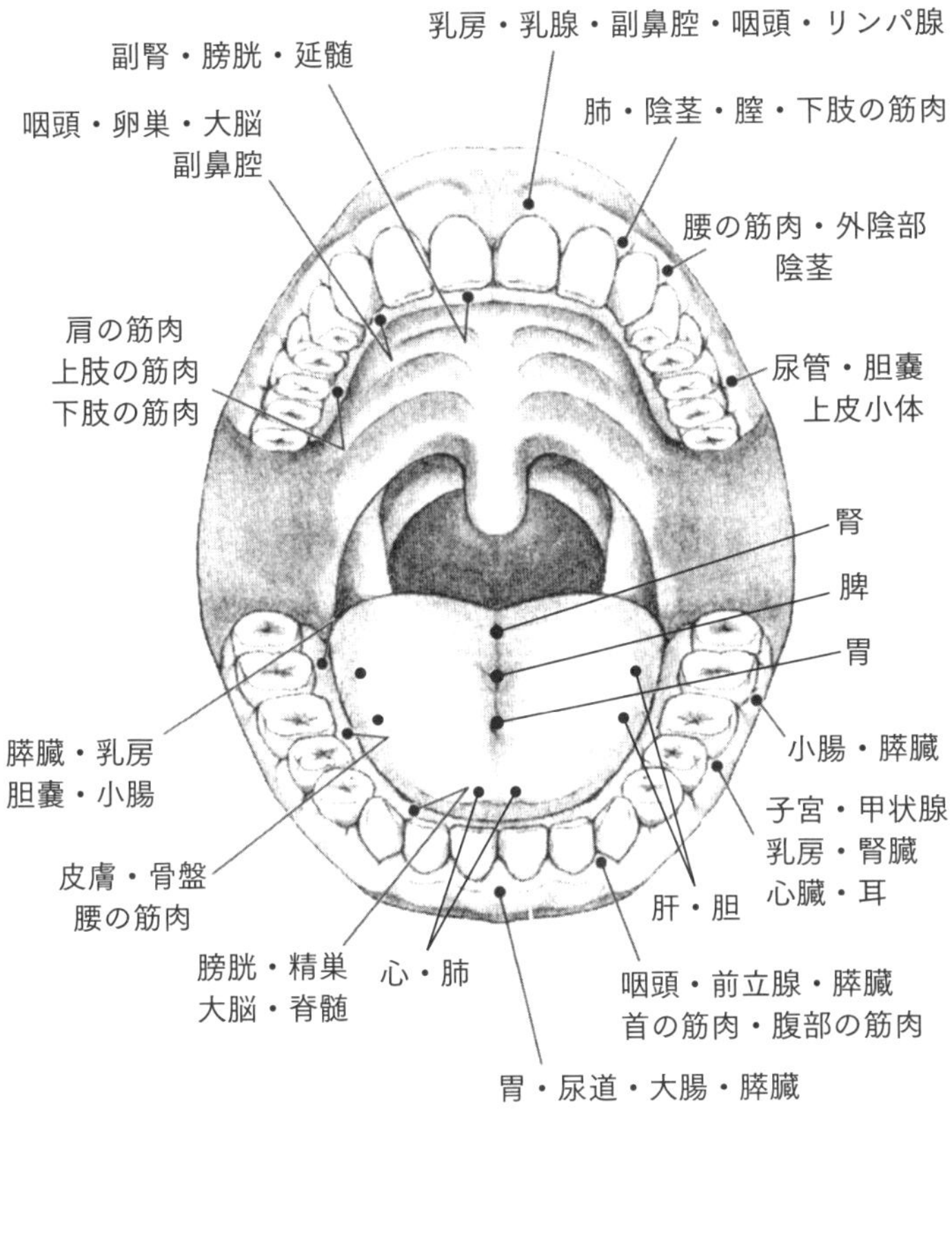

図７　口腔と器官のつながり（『母の手』より）

水に流して捨てたいものですね。

口の中（口腔）と臓器には、密接な関係があります。

舌と臓器には、次図に示すような経絡のつながりがあるとされています。舌の尖端は、心臓と肺につながり、舌の縁は肝臓、胆嚢《のう》に、舌中の部分は胃と脾臓につながっています。アワ歌を舌に響かせると、その振動は、体の主要な臓器に伝わり、活性化するはずですね。

療法士の柳原能婦子さんの本『母の手』によると、図7のように、内臓や筋肉、リンパ腺につながる経絡のツボが口腔に潜んでいるようです。大脳や眼球、小腸、膀胱、前立腺、甲状腺なども、経絡を通じてつながっています。したがって、アワ歌を歌って口腔を振動させると、当然、体の各器官や筋肉、リンパ腺にも刺激をおよぼすということになるでしょう。

柳原さんは、口腔内のツボを刺激するのによい特殊な器具を開発していますが、器具を使わなくても、アワ歌をしっかり歌えば同じような効果が得られるものと思います。歯の付け根のところを、器具でマッサージしていくとたくさんツバが出ますが、アワ歌を歌っていても、よだれが垂れるほど大量のツバが出てくるのです。健康な赤ちゃんは、いつもよだれを垂らしていますね。

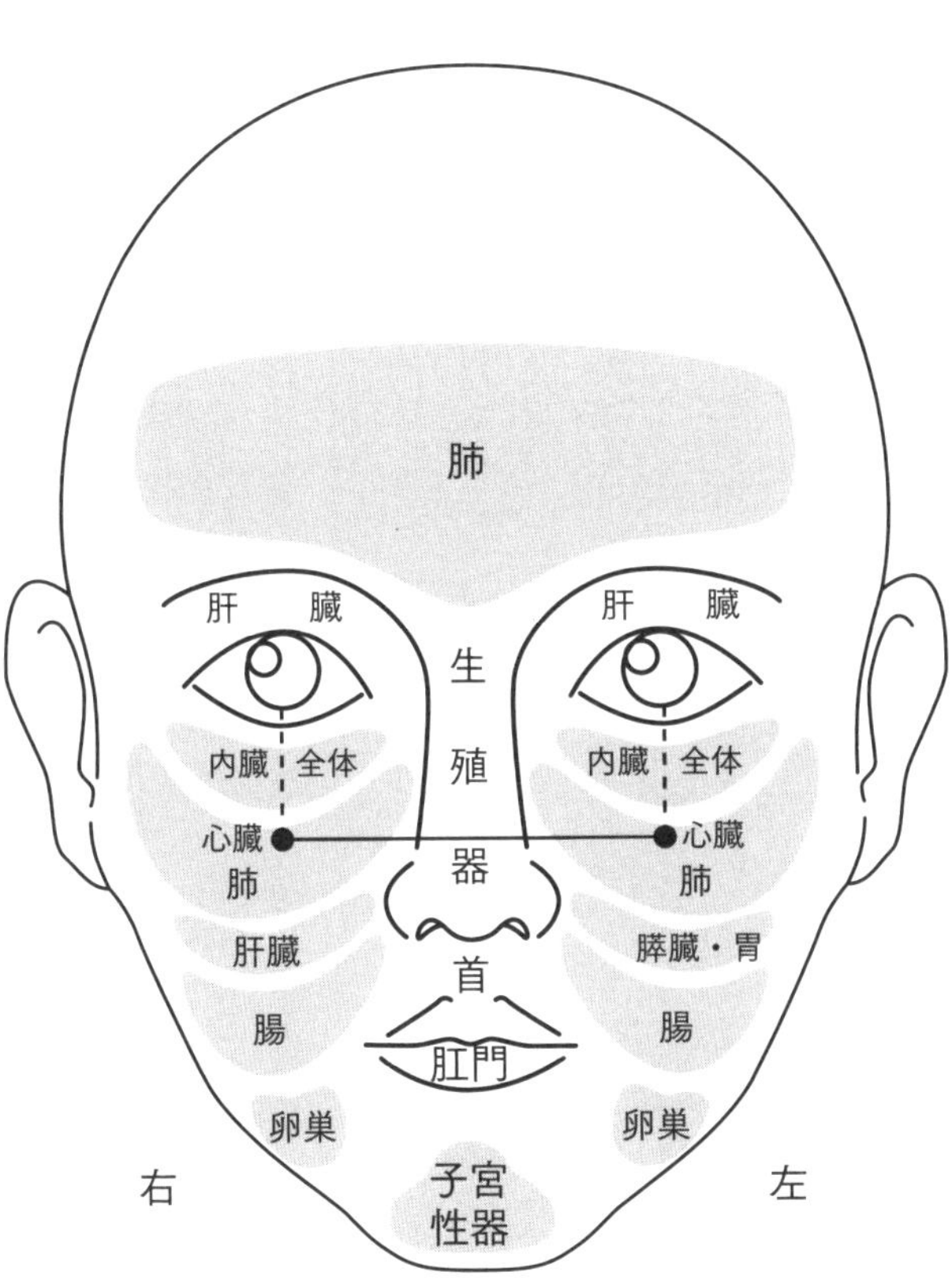

図８　顔面と内臓のつながり（『母の手』より）

柳原さんは、顔の部位は内臓に特に関係が深いとして、図8を掲げています。眼の上は肝臓に、下あごは子宮や性器につながり、唇は肛門と、頬の筋肉は腸と関係が深いのです。したがって、眼の上をよくマッサージすると肝臓が良くなり、下あごをよく擦ると生殖機能が高まり、頬の筋肉をよく動かすと腸の活動が活発になるはずなのです。

女性が男性よりも長生きする理由の一つは、たぶん朝晩に顔の手入れを丹念にするからでしょうね。毎日一時間以上も鏡に向かっている女性が男性よりも健康なのは、至極当然のことと思います。

口を開けて歌うと、顔の筋肉やツボも振動し、それとつながる臓器にも影響を及ぼすことは確かです。ただし、口を強く開けすぎると、かえって口腔と筋肉が緊張しあまり振動しなくなるので、口腔が一番響きやすい、ほどほどの大きさに口を開くよう工夫してみてください。

ホツマ伝の伝承と柳原さんの意見を照らし合わせてみると、どうやら、アワ歌を長くしっかり伸ばして歌っているとき、心のはたらきが整えられるばかりでなく、口蓋の前、後、上、下、横の各部分が強く振動し、それに伴い、顔の筋肉も震え、口蓋と筋肉につながっている神経と経絡を通じて内臓の動きも活発になっているようなのです。言うまでもなく、お腹の圧力も上下し、それにしたがって循環器系、消化器系や泌尿器系も活発になっていると思われます。

12　イエアオウの順

話は少し変わりますが、音声医学の専門家の米山文明さんは、著書の中でイタリアの声楽家から受けたある質問を紹介しています（『美しい声で日本語を話す』）。

「子供に母音を教えるとき、イタリアでは、イエアオウの順で教えますが、どうして日本の小学校では、アイウエオの順で教えるのですか。イエアオウの順のほうが自然ではありませんか」

イタリアから来た声楽家はこう質問しました。米山さんは返答に困ったようですが、あとで考え直して次のように考察しています。

「母音のフォルマント構造からみた分類法に、万国共通のルールとして『母音三角形』という形式があります。もっとも明るい母音のイからもっとも暗い母音のウの中間にアがあり、ウとアのあいだにオがあります。

母音のこの性質（フォルマント構造）は、口腔の開け方とのどの奥の開き方、つまり形と広さの二つで決まります。この点から考えると、喉と口の開け方の順序に素直に従った音の作り方をした方が自然で、しかも発音しやすいと考えられます」

たしかに、明るい順番から「イ、エ、ア、オ、ウ」と声を出すのが、喉と口の開け方の順序に沿った発音しやすい順なのですね。アイウエオの順では、行きつ戻りつするので少し不自然であることは否定できません（ただし、アイウエオの順で発声すると、イエアオウに比べてあごや周りの筋肉を良く動かすことになりますから、健康上の効果はより大きくなると思われます）。

面白いことに、これとそっくりな説を『古事記伝』を著した江戸時代の国学者、本居宣長がすでに述べているのです。宣長は、横にもっとも開いた「イ」から始め、だんだんと口を狭くしていく「イ、エ、ア、オ、ウ」の順序が音の軽重に沿った本来の順序だと言っています。古来から伝わる楽譜を見ても、音の高低はイエアオウの順に表記されていると指摘しています。

「又古より伝はれる楽家の譜を見るに、ア行タ行ハ行ラ行等の音を用ひて、其次第は皆右の如くイエアオウ、チテタトツ、ヒヘハホフ、リレラロルと定めて、物の音の昂低をかたどれり、これ五音の位の自然とかくのごとくなる故也」（『字音仮字用格』）

イエアオウの順が母音の本来の位格であるとすると、人体の上から順番に額、のど、胸の真中、みぞおちの下、へその下とそれぞれ順に対応すると考えるのが自然ではないでしょうか。さきに述べたように、実際に声を出してみても、イ音は額を振動させ、エ音は喉を震わせ、ア音は胸を響かせ、オ音は食道を振動させ、ウ音は臍下《せいか》丹田を活発に動かすことがわかります。

ですから、対応する身体部位を意識しながら、上から下にイーエーアーオーウーと次第に低くなる音で発声し、また逆に下から上に身体部位を辿りながら次第に高くなる音でウーオーアーエーイーと発声すると、丹田や額などの各部位を震わせてくれるように感じられます。

この理論を応用し、脊髄を尾骨から脳髄に向けて次第に高くなる音でウーオーアーエーイーと辿り、次に額から丹田に向かって次第に低くなる音でイーエーアーオーウーと下げる実験（小周天）を繰り返しやってみましょう。

この手法で、脊髄の中を走る経絡（督脈）と身体前面を走る経絡（任脈）を浄化していくことができるでしょう。「心柱のミソギ」と呼んでよい行法です。これは、ヨガでいう「スシュムナーの浄化法」に相当します。

ところで、「倍音」（オーバートーン）という音楽用語をお聞きになったことはありますか。「倍音」は、「基本音」に対する用語で、歌声や楽器音の音色を決めているのが倍音です。

基本音の整数倍の周波数をもつ音を整数次倍音といい、非整数倍の周波数をもつものを非整数次倍音と呼んでいます。「クッ」「サッ」というガサガサした子音には、非整数次倍音が多いのに対し、母音には、イエアオウの基本音だけでなく、非常に多くの整数次倍音が重なりあっています。

整数次の倍音は、あごを軽くひき、喉の力を抜いて発声すると出やすくなります。そして、口腔の形や舌の位置を変えることにより、イエアオウの母音を大きく変化させることができます。実際にやってみると、その変化がつかめるでしょう。

高周波の整数次倍音を含む母音イエアオウを聴くと、アルファ波が発生するとともに、快感ホルモンが脳内に生じるので、気持ちがよくなり、心が安定し、癒される感じがするといわれています。

日本語は、母音が非常に多く使われており、子音も常に母音とセットになっているので、この整数次倍音が多く含まれ、聞いた人に安らぎを与えます。子音の多い英語やドイツ語は、ごつごつした感じで、勢いはありますが、心が癒される効果は少ないように思います。

歌手の美空ひばり、浜崎あゆみ、由紀さおりさんなどの声に癒しのはたらきを覚えるのは、整数次倍音が強く響いているからです。由紀さおりさんの『夜明けのスキャット』が欧米で評判を呼んだのは、日本語の母音のもつ安らぎと揺らぎの力に目覚めたからでしょう。

また、民謡、謡曲、長唄なども、整数次の倍音の比率が高くなっていますので、心が落ち着きます。仏教の声明《しょうみょう》や神道の祝詞《のりと》も、整数次倍音が多く含まれているので、荘厳な感じがしますね。

他方、西洋のクラシック声楽は、整数次倍音が少ないので、透明感やリズム感はありますが、気持ちのほっとするやすらぎ音ではありません。西洋の人たちは、声楽の律動的な基本音主体の透明感を好んでいますが、心の癒される効果を求めてはいないようです。むしろ、モヤモヤした心の動きをすっきり明晰に整える効果に快感を覚えてクラシック声楽を聴いているのではないでしょうか。日本人と西洋人が心地よさを感じる音色は、異なっているように思います。

尺八奏者の中村明一さんによると、彼がドイツのロマネスク様式の教会で演奏したときのこと、倍音を含んだ尺八の高音が日本では良く響くのに、教会では急に小さい音になり聞こえなくなることに気づきびっくりしたそうです。そこで倍音を少なくして低い音で吹いたところ、「教会中がヴォーンと鳴り響いた」という経験を語っています（『倍音　音・ことば・身体の文化誌』）

石造りの教会は、音を非常に強く反射するので、反射するたびに高い方の倍音が吸収され聞こえにくくなります。西洋人は、石造りの家に住み、石畳の道路を歩いていますから、音が非常に良く響き、このため、西洋においては基本音を聴くことに快い感じを抱き、基本音を主体にしたクラシック音楽が発展してきたといわれます。

これに対し、日本の家は畳、障子、襖といった吸音材に囲まれており、また湿気が多いので響かない住空間になっています。音が共鳴しないと、相対的に高い倍音が聞こえるので、日本人は高い倍音に敏感になり、倍音を変化させることを好み、自然と音感が豊かになっていったと中村さんは指摘しています。母音が多いという日本語の特性も加わって、整数次倍音の複雑な時間変化を日本人は特に好んでいるようです。

中村さんは、こう述べています。

「CDでもラジオでもテレビにおいても、私たちにとって非常に大切な倍音や高い周波数がカットされてしまっています。つまり、メディアから流れてくる音楽が最上のものとは限らないのです。

むしろ、お風呂場でおじいさんやおばあさんが歌っている民謡小唄などのほうが、私たちの心を伝える豊かな音響を与えてくれる。カラオケマイクを通した声よりも、家族が傍で歌う声の方がはるかに豊穣で複雑な音響です」

肉声で歌うことが、どんなに周りの心を安らかに、豊かにすることか、中村さんは強調しています。CDの声では、倍音や高音がカットされるので複雑な感情の起伏やヒダは伝わらないのです。

赤ちゃんには、CDを聞かせるより、やはりお母さんの生の声を手抜きしないで聞かせてあげたいものです。それも、西洋声楽のような透明な基本音ではなく、むしろ倍音を響かせた豊かなアワ歌がよいように思います。もういちど、石田英湾さんの経験談をかかげておきましょう。

「(赤ちゃんの)要求にこたえて歌ってやると、しばらくして全身の力が抜けてぐったり状態に寝込んでしまいます。アワ歌が心地よい響きの構成なのを、赤ちゃんは承知しているのです」

ちなみに、チベット密教には、集団でウーオーアーエーイーをこの順番に発声する「倍音声明」という修行法が伝えられています。天井の高い洞窟の中で発すると、強い倍音が発生、共鳴し、さらに効果が高まるとされています。

ヨガ瞑想で有名な成瀬雅春さんのやっている倍音声明では、多人数でウーオーアーエーイームーの各音をホールや洞窟の中で非常に低い声でそれぞれ一分間ずつ唱えていきます。そうすると、低音が共鳴し、強い倍音が発生します。洞窟の中では、高い方の倍音は吸収されますので、非常に低い倍音を響かせているようです。

チベット密教では、昔から集団声明によって瞑想を深めるという独自の方法が発達してきましたが、古代の日本にも集団のアワ歌によって心を鎮め、心のはたらきを整え、さらに活性化する手法が伝えられていたのです。わが国は、洞窟の中でなく、主に野外で声を出し合っていましたから、高い倍音から低い倍音まで幅広く表情豊かに発声させることを好んできました。

アワ歌は、ひとりで歌うのも結構ですが、集団で音の響きを高く低く体感しながら、無心になって瞑想を深めていくことをお勧めしたいと思います。

13　七つのチャクラ

実は、イエアオウの音が身体の五つの部位と照応していることは、ヨガのチャクラの理論からも裏付けられているのです。タントラ（密教）ヨガでは、額、のど、胸の真中、みぞおちの下、へその下は、イ、エ、ア、オ、ウの各音と対応関係にあると考えています。

チャクラというのは、霊体に属するエネルギーセンターで、身体のエネルギーと霊体のエネルギーを媒介するツボのことです。チャクラは、「車輪」の意味で、透視のできるヨガの聖者がみると車輪の形に見えることから、この名がつけられました。古神道では、「宮位《みやい》」といい、『ミカサフミ』という古文献にも回転する「車のうてな（軸）」と表現されています。

タントラ・ヨガの理論によると、人間は単に肉体だけではありません。肉体と心体（アストラル）と霊体（カラーナ）の三重の構造が、たがいにチャクラを通じてエネルギー変換しながら、一つにまとまっている存在なのです。いいかえるなら、物理的な場と想念の場と霊的な場の相互交流によって生きている存在が人間なのです。

古神道でも、人間は、ミ（身体）とタマ（心体）とヒ（霊体）の三重構造よりなっていると考えています。身体と心体の組み合わせをミタマと呼び、心体と霊体の組み合わせをタマヒと呼びますが、厳密にいうなら、人間はミタマヒなのです。ミが亡くなってもタマヒは残ると古神道は考えています。

ですから、人間が死んで、肉体が滅びても、微細な想念の体（心体）は想念の場で残り、生活を続け、あの世においてもいろいろな修行の場を与えられます。この世に再び生まれ変わっても善い行いをしつつ修行を続け、あるいは与えられた苦難を感謝の気持ちで受け入れていくなら、やがて想念の体から脱皮して、軽い霊体に抜け替わっていきます。それが、ヨガの教えであり、古神道とも共通しています。

ヨガはチャクラに意識を集中し、眠っているチャクラを目覚めさせることが重要と考え、そのために役立ついろいろな体位と瞑想法を用意してくれていますね。わが国で盛ん

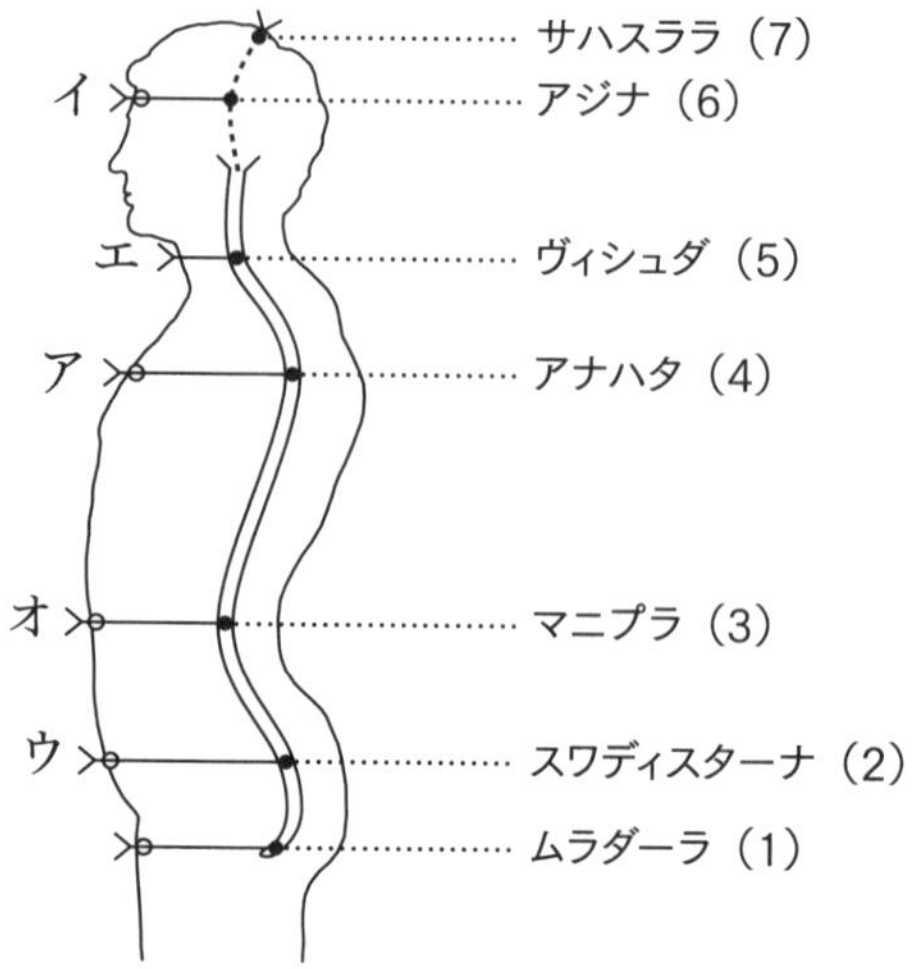

図9　7つのチャクラの花と根

な座禅は、ヨガから派生した一つの瞑想法です。

人体には、主なチャクラが七つあるとされています。

上からいうと、頭頂、額の中央、のど、胸の真中、みぞおちの下、へその下、肛門と性器の間の位置にあります。ヨガの理論を取り入れた中国の道教では、それぞれを百会、印堂、水突、膻中、中脘、丹田、会陰と名付けています。

図9に示すように、体の前面には、花に相当する表のチャクラがありますが、脊椎には、裏のチャクラともいうべき根っこの部分があります。花と根のチャクラがつながっていることは、瞑想を通じて感覚を研ぎ澄ませていくとわかるよ

うになります。例えば、アナハタチャクラの花は、乳首と乳首を結んだ中央にありますが、その根は胸椎の三番あたりにあり、そのことはアナハタに意識を集中していくと、根の部分が響くことから感覚的に分かってきます。

チャクラは、宇宙の生命エネルギー（霊気）を取り入れ、これを身体のエネルギー（身気）に変換する役目をはたしていますが、変換された身気は通路である経絡や内分泌腺を介して体の臓器や組織に供給されています。

また、反対にチャクラは、意識集中によって生まれるエネルギー（心気）を介して身気を霊気に変換するツボでもあります。テレパシーや過去生透視をする霊覚者は、チャクラを通して身体のエネルギーを霊的なサイエネルギーに変換して行っているのです。ですから、霊覚者が高齢になって体力と集中力が衰えると、いわゆる超能力も衰えるのは避けられません。

このタントラ・ヨガの理論によりますと、中間の五つのチャクラ、すなわち額、のど、胸、みぞおちの下、へその下に対応する音が、それぞれイ、エ、ア、オ、ウの各音とみなしています。

たとえば、イー音は、額のアジナチャクラと照応し、イー音に集中することによってアジナチャクラを目覚めさせ、見えない世界をみる力を獲得するようになるといわれています。

おなじように、エー音は、喉のヴィシュダチャクラを開いて聴覚を鋭くさせ、聞こえない音を聞くようにするとされています。アー音は胸のアナハタチャクラを開き、奉仕の愛の力を豊かにさせるようです。ウー音は、丹田のチャクラを振動させ、生命力と精力を活発にするといっています。


そして、イー音をもっとも高く発声し、エアオウの順に低く発声すると、それぞれに照応するチャクラをさらに活性化するとみています。普通に発声しても、イー音はもっとも高く、ウー音はもっとも低い音になりますね。

意識しながら実際にやってみると、たしかに額、喉、胸、みぞおちの下、へその下あたりが震えたり、ムズムズ感が起きたり、熱くなったりするのがわかります。ひとによって、額の真中に涼しい風が吹いてくる感じがしたり、あるいは胸の中央に熱い靄《もや》のようなものが湧き出たりするなど、個人差があります。

高低を意識しながら、イエアオウの音に集中することが意外な効果を発揮するようですね。


なお、図9では、頭の頂点（百会）に対応するサハスララチャクラと会陰に対応するムラダーラチャクラには、これと照応する音を書いていませんが、それは、人の耳に聞こえない音だからです。しいて言うなら、サハスララは、耳に聞こえない非常に高い「シーン」という音、ムラダーラは、耳に聞こえない非常に低い「ムーン」という音と照応しているように思われます。

もちろん、イエアオウの各音は、耳に聞こえない高音、低音も倍音として含んでいますので、発声すると、当然、頭頂や会陰のチャクラも響かせていることになりますが、一番つよく響く場所がそれぞれ額の中央、のど仏の下、胸の真中、みぞおちの下、へその下というふうに理解しておきましょう。

14　七つの色と病気

チャクラは、霊体に属するエネルギー媒介センターなので、直接眼には見えません。けれども、霊的能力を開いた聖者が見ると、超感覚的に見えることがあるのです。

ヨガの一般的な教本によると、頭頂のチャクラは透明な白紫色、額中央のチャクラは藍色、喉のチャクラは青、胸は緑、みぞおちは黄色、へその下丹田は橙色、会陰のチャクラは赤とされています。いずれも非常に澄み切った透明な色です。

藍色は静かな瞑想に導く色とされ、緑は心を落ち着かせ愛情を沸き立たせる色、赤色は性的な興奮をもたらす色と昔から言われていますが、それと符合しているようです。藍色の部屋は、静かな瞑想に適しており、赤色の旗は闘牛を刺激しますね。

とすると、イエアオウは、色に変換するなら、それぞれ藍、青、緑、黄、橙色に対応するとみてよいでしょう。対応する色を強く思い浮かべながら、イエアオウと発声すると、チャクラの響きが一段と強まるのではないでしょうか。

チャクラは、このように固有の色を持っていますが、臓器とも密接なつながりがあることが最近判明してきました。

内科医を開業している堀田忠弘さんは、長年、チャクラと臓器の関係について研究してきましたが、次のように述べています。

「七つのチャクラは、それぞれ固有の精神的な意味合いを持ち、特定の臓器と密接に関連しています。どこか臓器に異常があれば、その臓器に関連するチャクラのバランスが崩れているということです。逆もまたしかり」

堀田さんは、チャクラと臓器に次のような対応関係があると指摘しています（『医師がすすめるパワーストーン』）。

会陰の第一チャクラに関係する器官は、直腸、肛門、尿道、副腎、前立腺などで、このチャクラの活性が低下していると、便秘、痔、尿漏れ、膀胱炎をよく起こす、骨折しやすい。

下腹部（丹田）の第二チャクラに関係する器官は、大腸、小腸、膀胱、子宮、卵巣、睾丸、精巣などで、このチャクラの活性が弱いと、下痢をしやすい、腎機能が低下しむくみやすい、生理痛、生理不順など婦人科に不調がある。

みぞおちの下にある第三チャクラは、食道、胃、十二指腸、すい臓、肝臓などにつながっており、このチャクラが不活性になると、消化不良、胃酸過多など消化器官の症状が出るほか、糖尿病、肝機能の低下をもたらす。

胸の真中の第四チャクラは、心臓、血管、血液、乳腺、胸腺、免疫システムに深い関係があり、このチャクラの活性が低下していると、動悸や不整脈がある、血圧が高い、乳腺が痛む、体の抵抗力が低下する。

喉の第五チャクラは、甲状腺、口腔、気管支、肺、皮膚、耳、リンパ腺などに関係し、この活性が低下すると、甲状腺の病気、口内炎、肩こり、耳鳴りが起こりやすく、風邪をひきやすい。

眉間の上の第六チャクラは、脳、神経系、眼、鼻などに深く関係し、活性が低下する

表1　チャクラにつながる器官と色

番号	チャクラの名称	対応する身体器官とはたらき	コトタマ	色
7	サハスララ 百会（頭頂）	脳、松果体 自己超越、宇宙意識	高 シーン	白紫
6	アジナ 眉間の少し上	目、鼻、神経系、脳 知力、洞察力	イ	藍
5	ヴィシュダ 喉仏の下	甲状腺、副甲状腺、気管支、耳 浄化力、テレパシー	エ	青
4	アナハタ 両乳首の間	心臓、血管、胸線 愛、念動力	ア	緑
3	マニプラ みぞおちとヘソの間	胃、肝臓、膵臓、食道 感受性、多感	オ	黄
2	スワディスターナ 丹田	生殖器、膀胱、大腸、小腸 生命力	ウ	橙
1	ムラダーラ 会陰	腎臓、副腎、直腸、前立腺 性欲、物欲	低 ムーン	赤

と、頭痛、眼精疲労、睡眠障害、物忘れが生じやすい。

頭頂部の第七チャクラに関係する器官は、ふたつの大脳半球の間にあって、免疫と睡眠をつかさどるホルモンを分泌している松果体であり、このチャクラに問題があると、物質的な満足のみを追いかけ、人知を超えた何かがあることを否定する傾向がつよい。

眠っているチャクラを目覚めさせ、健康を回復する方法の一つは、それに対応する光を補給することであると堀田さんは語っています。堀田さんは、そのため、エメラルド、ムーンストーン、アメジスト、ル

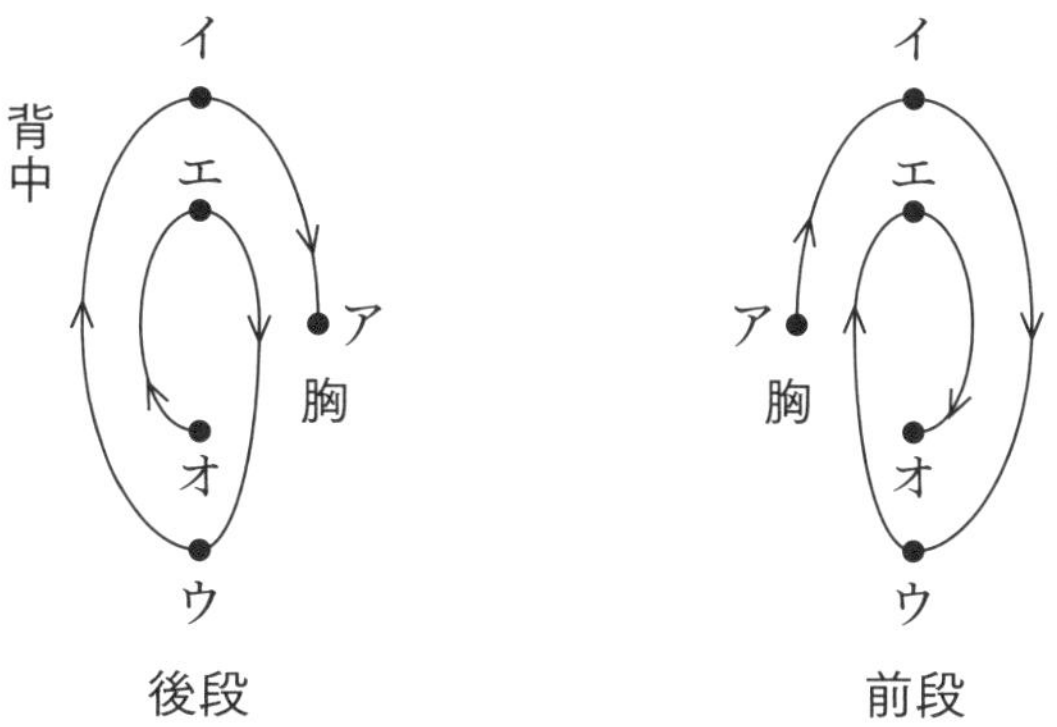

図10　気の流れ

ビーなどの宝石を用い、その人の必要としている赤、橙、黄、緑、青、藍、白紫色を与える光線療法を提唱し、患者にも応用しています。

たとえば、慢性気管支炎や扁桃腺炎など喉の病気にはアクアマリンの青を照射する、胃腸のはたらきを活発にするにはイエローサファイアの黄色を照射する光線療法を行っているようです。

そして、もう一つの方法は、堀田さんは書いていませんが、すでにお分かりのように、アワ歌をゆったりと歌うことではないでしょうか。

正確に言うと、歌うというより、上半身を響かせながら音になりきって朗々と祝《の》ることです。音に乗って、無意識のイノリを捧げる感じで音になりきっていくのです。

ア行からオ行まで、オ行からア行まで、連続して悠々と、大きい声で響かせていくと、五つのチャクラが活性化され、またそれらとつながっている残り二つのチャクラも活発になっていくはずです。そうすると、頭脳や循環器、消化器、泌尿器なども健全になっていくわけですね。

アワ歌の前段（アカハナマからオコホノモまで）を対応するチャクラを意識しながら歌うと、意識に従って誘導される気の流れは、図10のようになります。後段（トロソヨヲからタラサヤワまで）は、その反対の気の流れになりますね。アワ歌は、みごとなまでに対称的に編成されているのです。

アイウエオの各行に対応するチャクラに意識を集中しながら歌ってもよいし、そんなことは忘れて無念無想で歌ってもかまいません。とにかく、上半身を震わせることが大事で、そうしているうちに、手の先、足の先まで振動し、ジンジンしてくるのが感じられるはずです。全身の細胞と臓器が喜び、宇宙の精妙な霊気を吸い込んで、活発に動き始めるのです。

いいかえると、宇宙の霊的エネルギー（霊気）と体の物理的エネルギー（身気）が、心の集中によって生まれる微細エネルギー（心気）を通じて相互に交流し、身体と心体と霊体を次第に整えていくのです。アワ歌の響きは、身気を盛んに放出させ、宇宙の霊気をしっかり取り入れ、心気を豊かに整えていくのです。

「元気」というのは、本来こういう状態——身気と心気と霊気が活発に相互交流する状態を指していう言葉ですね。体の働きと心の活《はたら》きと霊の能《はたら》きが一つになって伸びやかに生き生きと動いている状態が、本来の「元気」なのです。アワ歌は、元気をよぶ歌なのです。

堀田さんは、健康になるばかりではないと、さらに、こうも書いています。

「チャクラのはたらきが高まると、肉体的な機能が良くなるだけでなく、閃きやインスピレーションを感受しやすくなって創造力や直観力を発揮したり、人によっては未来を予知したり、テレパシーを使って異次元の存在とのコミュニケーションを取ったりすることさえ可能になります」

15 チャクラの目覚め

チャクラのはたらきが高まったときに、閃きが湧きやすくなり、テレパシー（遠隔通信）ができるようになるといいますが、それはどういう仕組みによるものでしょうか。眠っているチャクラが目覚めたときに、見えないものがみえたり、聞こえないものがきこえたりすることがありますが、それはなぜなのでしょうか。

それについて、一番明快な説明をしてくれたのは、超心理学の研究で著名な本山博さんです。

本山さんは、タントラ・ヨガを究めた霊覚者であり、同時に古神道（玉光神社）の宮司でもあって、カリフォルニア人間科学大学院の学長（教授）でもあるという異能の方でした（平成二十七年に逝去されました）。

遠方から風を吹かせて山火事を鎮めたり、前世のカルマを知らせて難病の人を治したり、数々の霊能を示してきました。体内微電流の変化を観測する装置を開発し、経絡の存在を電気生理学的に証明した研究でも世界的に知られています。

多くの国で翻訳されている本山さんのベストセラー『チャクラの覚醒と解脱』という著書は、インドのヨガスクールでも教本として使われていますが、これによって少し詳しく説明しますと――。

チャクラには、二つの次元のチャクラがあって、どの次元で目覚めているかによって、色も形もはたらきも異なってきます。

想念身（アストラル）の霊的次元では、色や形がありますが、原因身（カラーナ）の霊的次元では、赤、緑、青などの色はなくなり、形だけです。それを超えてさらに純粋精神（プルシャ）の次元にはいると、形はほとんど消え、物を物として成り立たせ、より高い状態に引き上げるはたらきだけが残っています。

人間は、肉身の次元とこれら三つの次元――想念身、原因身と純粋精神の三次元にわたって存在しており、それらの相互作用の上に生命を維持しています。そして人生の目的は、玉ねぎの皮をむくように、低い外側の身の殻を脱ぎ捨て、より高い存在、愛と英知の存在に変容していくことにあると本山さんは考えています。

そのために各チャクラに集中するヨガの行を行うとともに、自分を離れて無私の愛の力が自然とはたらくようになる訓練を積む必要があるといいます。そのような訓練を積んでいくと、身体の気の流れがよくなり、想念身（アストラル）のチャクラがまず開き、さらに原因身（カラーナ）のチャクラが開いていき、それとともに高いレベルの霊的エネルギーが流入してきます。それぞれのチャクラが開くとどうなるか、要約しますと――。

第一チャクラ（ムラダーラ）が開くと、尾骨にあるクンダリニーの力、つまり物質世界を造りだす根源の力が湧きだし、動き始め、各チャクラに新しいクンダリニー（地）のエネルギーを送り始める。

第二チャクラ（スワディスターナ）が目覚めると、泌尿生殖器系が活発になり、身体に活力がみなぎるようになり、下腹が熱くなる。熱い火のようなものが、背骨を昇っていくのが感じられる。

第三チャクラ（マニプラ）が目覚めると、消化器系が活発になり、感情が豊かになるとともに、超感覚的にものが見えるようになる。体の中の赤い火が見えたり、カードを透視したり、死者の霊が見えたりするようになる。フルートの音のようなものが聞こえることがある。

第四チャクラ（アナハタ）は、エネルギーを出す方のチャクラなので、これが目覚めると、利他の愛の力が湧き出る。また、心霊治療や物品移動ができるなど、強い念動力（PK）が生じるようになる。自我を離れ、神の仕事を手伝うように変化する。

第五チャクラ（ヴィシュダ）が目覚めると、甲状腺が発達して物質的な毒を浄化するだけでなく、身気の次元、アストラル（心気）の次元の悪いエネルギーを浄化してくれる。そして、物事にとらわれない心になり、テレパシーがはたらき、純粋な音が聞こえるようになる。

第六チャクラ（アジナ）がアストラルの次元で目覚めると、眉間のあたりにピリピリした感じが起き、藍色のような色が見える。カラーナの次元で目覚めると、色は消えるが、眉間がさわやかな振動をはじめる。

そして、谷間でこだまを聴くように、神の呼びかける声が聞こえるようになる。相手の人や物が助かり、成り立つようにと自然にはたらきかけるようになり、自分の存在が広がり、自然や宇宙と一体というところまで広がっていく。

第七のチャクラ（サハスララ）がアストラルの次元で目覚めると、頭頂の部分が振動するようになり、薄い紫色や薄いピンク色、金色が見えることがある。カラーナの次元で目覚めると、透明な白い光に変わり、頭頂が盛り上がってくる。この門がひらくと、自分が身体の外に出て、アストラル体の離脱あるいはカラーナ体の離脱が起きる。

ここまで達するには、自分に対する執着をなくし、結果を求めず、ひたすら世のため、人のためと強い信念をもって、チャクラに意識を集中する訓練を積まなければならないと本山さんは強調します。天の気と地の気をチャクラで合一させるには、強力な意識の集中力が必要なのです。

ヨガでは、確かにこのように長い瞑想による意識集中の技法が発達してきました。チャクラに対応するある体位（アーサナ）を取りながら、静かに瞑想する行法をインドのヨギたちは開発してきたのです。

インドはものすごい熱帯ですから、少しでも体を動かすと消耗してしまいます。ですから、木陰に座ってじっと体を動かさない座禅のような瞑想法が発達してきました。菩提樹の下で瞑想をつづけ、悟りを開いたのが、お釈迦さんでしたね。

これに対して、わが国では、もっと簡便な方法、心身を一定のリズムで振動させることによって集中を深めるという動的な瞑想の技法を開発してきました。日本は、穏やかな温帯に属しますから、そのほうが集中力を高めるうえで効果的なのです。

音をふる、手をふる、体をふるなど、「ふる」という規則的な単純動作が動的な瞑想の手法として特にわが国で発達してきたのです。

たとえば、奈良の石上神宮には、「ふるへふるへ、ゆらゆらとふるへ」というご真言を唱えながら、神宝をつけた榊を「ふる」所作が伝えられています。また、上半身を前後左右に8の字に規則的に「ふる」瞑想法も伝えられています。

皇居の賢所では、毎朝、内掌典という女性の係が十六個の鈴をつけた鈴紐を九十一回、十分間ほど「ふり」つづけるのが伝統行事でしたが、天皇はトホカミヱヒタメのコトタマを「ふる」朝のヤコト祭祀を執りおこなったあと、透明な鈴の音に没入しながら、この間ずっと、静かに瞑想にふけっていたのです。鈴ふり瞑想は、現在はだいぶん簡略化されていますが、秋の新嘗祭、即位時の大嘗祭のおりにも行われています。

歴代のスメラミコトは、神祇伯白川家の指導を受け、このような声ふり、鈴ふりの瞑想を含む十段階の修行を経て、霊覚を開発し、国に降りかかる災厄を予知し、未然に防止する役を担っていました。天皇の本質（スメラミコト）は、政治王ではなく、霊覚者としての祭祀王なのでした。

「ふる」には、「振る、降る、触る、殖る」の四つの意味が含まれています。鈴、榊、身体や掌《て》を一定のリズムで振り動かすこと、それによって精妙な霊気を降ろし招き入れること、招き入れた霊気を身体の気と接触させ、さらに融合、増殖させ活性化することです。この四つのはたらきを「ふる」という一語に代表させているのです。この「ふる」の神秘は、実際に体感、体験、体得するほかありません。

また、「魂ふり」という技法もあります。これは、丹田や胸、眉間などの宮位《みやい》のまえで、組み合わせた両手を、垂直または水平に旋回させるという方法です。

それによって、意識を宮位に集中させるとともに、両手の旋回によって生じる身気の回転エネルギーを宮位に練りこんでいこうとするものです。いいかえると、身体のエネルギー（身気）を意識のエネルギー（心気）を媒介にして、霊的エネルギー（霊気）と交流、融合させようという作業です。地の気と天の気を合一させようとするものですね。

アワ歌も、狙いは同じで、天の気（ア）と地の気（ワ）を歌のもたらす微細な振動リズムを通じて一体化させようとするものです。

長く続けて歌っていくと、心は澄み切り、無心の状態に近づきます。体を忘れ、音そのものになりきっていきます。自分の声と周囲の歌声が渾然一体となって、全身を包んでいきます。

そして、口蓋と身体の微細な規則的振動がチャクラに伝わり、振動の物理的なエネルギーが、澄み切った心を通して降りてきた霊的なサイエネルギーと融合し、チャクラのはたらきが高まっていきます。こうして、霊体の目や耳が開き、見えない光が見えてきたり、聞こえない妙音が聞こえてきたりするのです。

リズミカルな声《こわ》振りや手振り、身振り、鈴振りで、全身の細胞を微細振動させていくのが、瞑想に沈潜する動的な方法としてわが国ではホツマ伝以来発展してきたわけです。それは皇室神道の中に受け継がれ、現在も、いくつかの神社や道場でそれぞれの流儀で行われていますが、基本原理は同じです。

16　歌い方は

では、どういうふうに歌うと、チャクラを目覚めさせ、はたらきを高めるようになるのでしょうか。身心の健康を通り越して、さらに直観力や創造力や利他の心を高めるには、どのように歌えばよいのでしょうか。

いきなりアワ歌を歌い始めても差しつかえありませんが、できれば、まず五分くらい、準備の柔軟運動をしておきたいものです。首と肩と腰の関節をゆっくり回す軽い体操を自分で工夫しながらやってみてください。

ストレッチ体操でもよいし、真向法も結構です。また、ヨガの大家である本山博さんの考案した経絡体操法は、体の上下左右の気の流れのバランスを取る上で非常に優れたものです。それぞれの長所をとりいれて、自分に合うと思う方法を考案してほしいものです。

私のやっている一つの方法は、足の裏を合わせ、両手で足先を抱えます。そして、尾骨を中心に上半身を右回り、左回りに回転させます。この場合、脊椎が一直線に伸びているように気を付けます。それから、首筋をまっすぐにしたままで、頭部だけぐるぐる回します。呼吸に合わせてゆっくり回してください。これによって股関節、首の関節などを柔らかくしていきます。

アワ歌を歌うときは、座っても、立っても、歩いていてもよく、自由な形で歌ってかまいません。信号で立ち止まったときに、小さい声であるいは黙念で歌うこともできます。

心の中で念じる黙念も、ある非常に微細なエネルギーを出しているといわれています。声を出さなくても念じるだけで、微細な想念粒子またはコトタマ粒子というべきものが放出されるという学説が登場しており、世界の物理学者たちも検証をすすめています。素粒子の観測自体も、実験者の想念によって影響を受けることが確認されていますね。昨今は、宗教家よりも物理学者の方が神秘の領域に近づこうとしているのです。

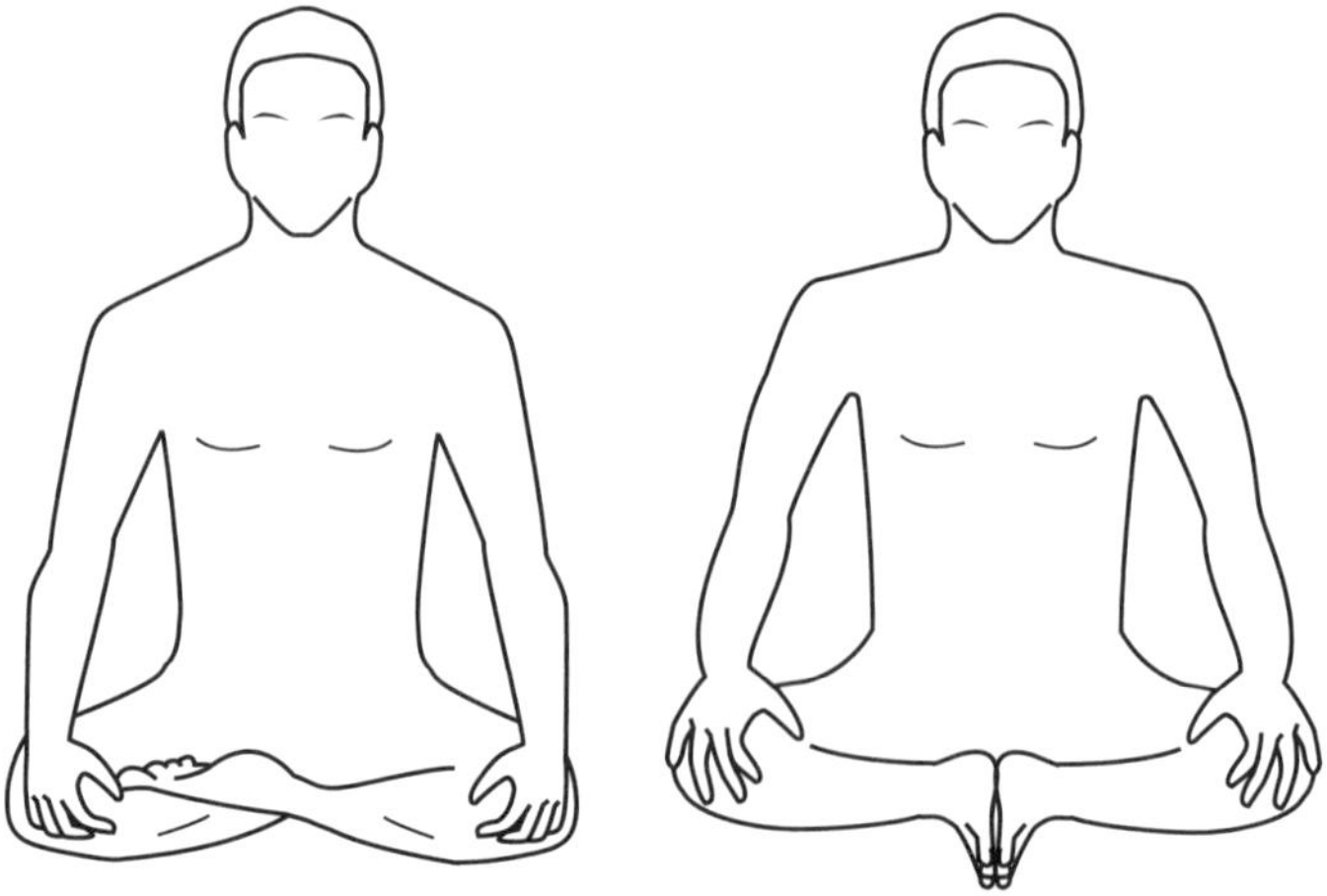

図11　半跏趺坐と楽座

声を出して歌うときは、肩と喉の力を抜くことが大事です。肩と喉が緊張していると、よく通る声がでないので楽にし、そのかわり腰骨を立て背筋をまっすぐ伸ばします。

　腰骨を立てるには、正座もよいですが、長時間続けるには、図11のように座禅の半跏趺坐の姿勢が最適です。これは、右足のかかとを引き付けて会陰にあて、左足を右の股関節に引き付けて乗せるという方法です。疲れてきたら、足を交替させます。

　腰骨の下に座布団を二つに折って敷くと、腰骨がぴんと立ちます。肛門を軽く締め、臀筋（お尻コブ）を内側にぎゅっとしめると、丹田がしっかり固定するようになります。丹田は、へその下三寸、内側へ三寸の場所にありますが、霊体に属しているので肉眼では観察できません。一寸というのは、親指の幅をいいます。その人の親指の幅三本分が三寸です。

臀筋がしっかり立つことが大事ですから、普段からお尻コブを鍛える運動を良くしておいてください。男女ともに、お尻コブの盛り上がり方で健康状態が判断できます。

お尻コブがふにゃふにゃでは、よい声は出ません。お尻コブを内側に締めた状態で、口蓋と口の周りの筋肉を柔らかくし、よく響かせるように発声します。できるだけ長くゆったりと声を出してみてください。

舌の真ん中を凹ませて、小舟の形にして歌うと、口蓋と共鳴し、よく響く音が出るようになります。モンゴルのホーミー唱法に似た音が出るようになります。舌の形を変えてみて、音がどう響くか、いろいろと実験してみてください。

私どもは、ふだん鼻を用いて呼吸し、口をあまり使っていません。アワ歌を歌うと、口から吐く息が長くなり、口から一気に大量の息を吸わねばなりません。ですから、どういう姿勢をとると、長く連綿と吐くことができ、また短時間に大量の息を吸うことができるか、工夫する必要があります。

正座がよいか、半跏趺坐がよいか、試してください。

もう一つ、楽座という座り方もあります。これは、足の裏を合わせて座るやり方で、雅楽や尺八の奏者が昔から用いてきた座り方です。内裏のおひなさまや神職もこの座り方をしていました。

この楽座だと、腰骨がすこし後ろに倒れ腹が柔らかくなるので、一気に大量の息を腹に吸い込むのに良いといわれています。雅楽の奏者や祝詞をあげる神職は、そのために楽座の姿勢を活用してきたのかもしれませんね。


姿勢が決まると、つぎは視線のやり場です。目をつむって歌ってもよいのですが、半眼にして一メートル前方に視線を落とすという方法もあります。私の場合は、半眼にした方が雑念が少なくて済むのを経験しています。

歌を歌っていても、心の奥底に潜んでいる雑念がふつふつと浮かんできますが、雑念の少なくなる視線の使い方をいろいろと試してみてください。雑念は、声を出し切ったあと息をつなぐ変わり目にすっと侵入してくることが多いようですが、どういう瞬間に湧いてくるのか、注意深く自分を眺めてみましょう。


つぎに歌い方ですが、アワ歌の音程と旋律は、ユーチューブでいろいろ紹介されていますので、その中から気に入った歌い方を探してみてください。

私にとっては、中山博さんの歌い方が合うように思います。理由は、男性にも歌いやすい音程で、覚えやすい規則的な旋律であること、そして前に述べたように、イエアオウを本来の順序である、高音から低音の順におおむね沿いながら歌っているからです。

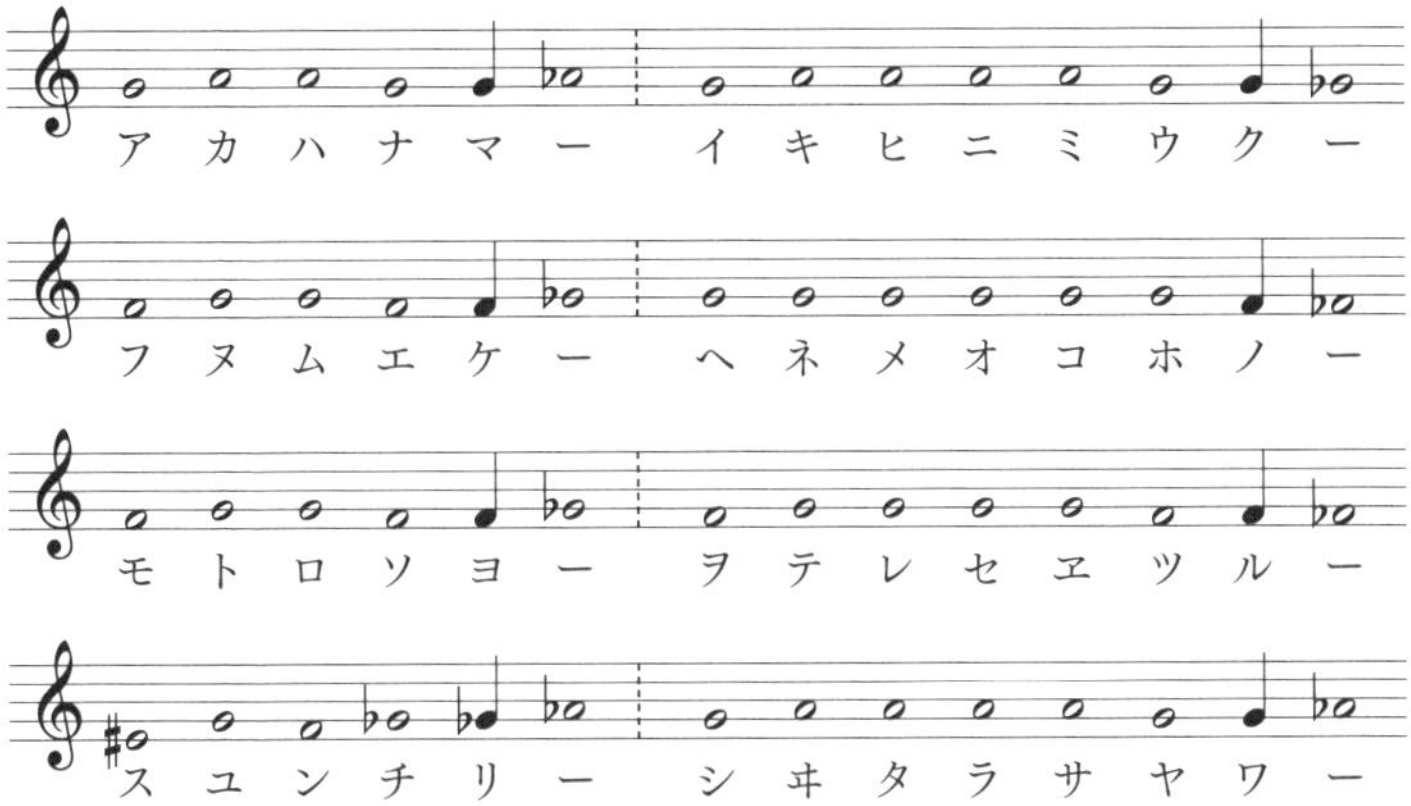
アカハナマー イキヒニミウクー
フヌムエケー ヘネメオコホノー
モトロソヨー ヲテレセヱツルー
スユンチリー シヰタラサヤワー

アワ歌（木遣り歌風に）

どことなく鳶《とび》の木遣《や》り歌を思わせる節回しですが、中山流の音譜を参考までに掲げておきます。これは、あくまでも一つの基準ですから、みなさんの音声に合うように変更しても構わないのです。

この音譜のメロディーに従って歌うと、いちばん気持ちよくイエアオウに照応するチャクラを刺激し、響かせ、開いていくように感じられます。むろん、ほかの歌い方でもよいわけで、要は、あなたの体に合うと思われる音程と旋律で気持ちよく歌うことです。ただし、響くからといって意識的にビブラートをかけないで、素直にそのまま母音を伸ばして歌うのがよいと思います。

眉間に立て皺を寄せて苦しそうに歌っている人をときどき見かけますが、絶えず微笑みを浮かべて歌ってください。微笑みが自然と浮かぶような楽な姿勢、楽な顔と楽な歌い方を工夫してみることです。

歌っていると、だんだん高い音と高い倍音が出るようになり、また息継ぎも少なくなってきます。それだけ、肺と喉が鍛えられていくわけです。

意味は何だろうと考えず、ただ無心に全身に響かせることが大事です。

散歩のような規則的な運動を行うと、脳内にセロトニンという快感ホルモンが出ることが明らかになっていますが、口と肺を一定のリズムで動かすアワ歌なら、もっとたくさんの脳内ホルモンが出ることでしょう。生理学者がぜひ実験を行ってもらいたいものです。

無心な状態で集中しているときには、さわやかな液体が脳の中枢の視床下部からポタリポタリとしたたり落ちてきます。それを仏教では「甘露の法雨」と呼び、古神道では「月のしずく」と呼んでいますが、それはセロトニンなどの快感ホルモンのことと思われます。

アワ歌を無心に歌っているときにも、鞍の形をした脳の中枢から「月のしずく」がにじみ出てきますから、これを少しずつ味わってみてください。なんともいえないさわやかさを感じるはずです。

部屋の中で歌うのもよいですが、できれば、早朝、人気の少ない公園に出かけ、大空に向かって歌ってみましょう。眠っていた体がめざめ、頭もすっきりし、腹の底からやる気がわいてきます。歌声を聴いた木々や草花も喜んでいるはずです。大地も喜びに震え、大空もあなたを祝福してくれるでしょう。

公園で歌っていると、興味を持った人が近付いてきます。その人たちにも教え、二人から三人へと仲間を増やしていきましょう。できれば、朝のラジオ体操の後、みなで三回一緒に歌うようにすると良いでしょう。体操で血液と体液の循環がよくなったあと歌うのですから、一層効果が上がります。

幼稚園や小学校でも、アイウエオの発声練習として、ぜひ取り入れてもらいたいものです。アイウエオを体全体に明瞭に響かせる方法としてアワの歌を教えてほしいと思います。

ご近所に引きこもりの子どもやうつ病の青年がいたなら、誘ってみましょう。胃腸の弱い人、眼や耳の弱くなった人にも参加してもらいましょう。三か月以内に調子が良くなったことを実感してもらえると思います。

高い健康器具を買う必要もありません。スポーツクラブの高い料金を払う必要もありません。ただ、天から与えられた五体を天に向かって思う存分に震わせるだけでよいのです。こんなに安上がりで、誰でも簡単にできる健康法がほかにあるでしょうか。

17　消えるストレス

お風呂の中で歌うと、風呂場全体に反響し、すばらしい声がでるのに思わず聞き惚れることでしょう。美空ひばりも顔負けの美声に我ながらうっとりとするはずです。お湯の中で一日の疲れをいやし、喉の緊張をほどいてゆったり歌うと、アワ歌の良さが実感できると思います。

独りになれるトイレの中も最高です。特にウ行音に力を込めて歌うと、排泄がよくなるかもしれません。ただし、「お父さん、早くして」と家族から催促されないよう気を付けてくださいね。

就寝前にも、十分から二十分くらい迷惑にならない程度の大きさで歌ってみてください。家族全員で歌うと一層よいですね。一日のストレスがほぐれ、頭の中のモヤモヤが解消し、白紙のような状態になります。その状態で、何も考えずに床に就いてください。すっと眠りに落ちるはずです。

今日のストレスと悩みは、天に昇り、天に預かってもらうという気持ちでアワ歌を歌うと、就寝前の心はまっさらな白紙の状態にもどります。今日の悩みは、明日に持ち越さないよう、寝る前に解消しておかねばなりません。就寝中に天の気を支障なく豊かに受け入れられるような準備を寝る前に整えておく必要があります。

もし、途中で目が覚めて寝付けなくなったときは、眼を少し開けて暗い天井をぼんやり眺めながら、心の中でアワ歌を歌い続けます。そうすると、いつの間にか、眠りに落ちている自分をあとで発見するでしょう。人間はアマノジャクで、眠ろうとすると寝付けませんが、眼を開けて歌っていようと思うと、いつの間にか自然に寝付いてしまうものなのです。


私どもは、毎日相当のストレスにさらされていますね。

子育てがうまくいかずイライラしている、上司に叱られ落ち込んでいる、仕事が行き詰まっている、住宅ローンの返済のめどが立たず悩んでいる、夫婦仲が悪く離婚を考えている等々――。

アワ歌をしばらく続けて歌っていると、そんなふうに苦しんでいる自分を外から眺める自分のいることに気が付きます。なおもう少し歌いつづけると、悩みにとらわれている自分、落ち込んで這い上がれないでいる自分をふっと手放す瞬間が訪れることに気付くはずです。

手放してみると、いままでとらわれていた諸問題が急に小さいものになり、なにか解決への糸口が見つかりそうな気分が生まれ、余裕が生じます。前途に光がさしてきた感じがいたします。心の悩みを手放し、外から自分を眺める方法としても、アワ歌は絶大な効果を発揮すると思います。アワ歌は、とらわれている自分を捨てる歌なのです。

私どもは、日々、行為の意味づけに取り囲まれています。

なぜ働くのか、なぜ勉強しなければならないのか、先月の売り上げが減ったのはなぜなのか、一緒にいるのはなぜなのか——。そのたびに理由を探し、仕事や勉強や家庭の意味を考えています。生きるということは、人生に日々意味を与える作業にほかなりません。けれども、お金を稼ぐため、出世するため、人に認められるためといった現世的な意味づけを続けていると、非常に疲れてきます。ストレスがたまってきます。この世の渦中に巻き込まれ、本当の自分を見失ってしまうからです。現世的な意味づけではとらえきれない本当の自分がどこかにいるはずだということに、やがて気が付いてきます。

そんなとき、全く意味のないアワ歌を歌ってみてはどうでしょう。

アワ歌を歌ったからといって、お金が入ってくるわけではありません。有名になるわけでもありません。学校の成績が良くなるという保証もありません。

むしろ、周りの家族や友達からは、意味のないことをしている変わった人と受け取られるでしょう。おかしな新興宗教のようなものに夢中になり、正気を失ってしまったと非難されるかもしれません。

周りから、そのような意味づけを受けたときは、ただ黙ってにこにこ笑っていればいいのです。千九百年前から伝わるヤマト民族の歌が好きで、木遣り歌風に歌っているだけだと答えればよいのです。ちょっと変わったカラオケだと説明すれば足りるでしょう。

本書で私は、アワ歌を説明しようとして余りにも語りすぎたかもしれません。本来意味を持たないアワ歌の意味づけをしすぎたかもしれません。

ですから、音と光と体と心につながりがあることだけ了解すれば、私の書いたことはすべて忘れてください。頼りになるものは、ただあなたの感覚と直観だけです。

すべてを忘れ、大宇宙の中に身を任せ、大宇宙に書かれた経典を読んでいるようなつもりで、朗々と響かせるだけでよいのです。難しいことは何もありません。

書かれた書籍に頼らず、天地宇宙をもって経典とした二宮尊徳先生の歌をここで思いおこしてみましょう。天地宇宙は、書かれていない経文をいつも声も出さずに詠みつづけていると、彼は喝破しています。

音もなく　香《か》もなく　常に天地《あめつち》は
書かざる経を　くりかへしつゝ

これにつづけて、尊徳先生はこう記しています。

「かくのごとく日々繰返し繰返してしめさるゝ天地の経文に、誠の道は明らかなり。かかる尊き天地の経文を外《ほか》にして、書籍の上に道を求むる学者輩の論説は取らざるなり」(『二宮翁夜話』)

天地を師とした尊徳先生の凛とした心意気が伝わってくる名文ですね。

彼は、困難な開墾の大事業に取り掛かる前は、かならず御堂に何日もこもり、天地の語る声に耳を傾けようとしていたのです。精進潔斎して独りきりになり、感覚を研ぎ澄ませていくと、進むべきか、退くべきか、動かざるべきか、かならずや天地の声が聞こえてくると確信していたのです。

尊徳先生に倣《なら》って、私どもも天地自然の中に身を置き、天地の語る経文を聴いてみたいものですね。アワ歌は、意味は解りませんが、繰り返していくと、やがて天地の唱える経文が聞こえるようになるかもしれません。

もしかすると、アワ歌自体が天地の経文のひとつなのかもしれませんね。

18 瞑想法として

単なる健康法やストレス解消法では満足できないという人は、一種のコトタマ瞑想法としてアワ歌を活用することができます。家の中で、あるいは屋外で、三十分から一時間くらい集中的に歌ってみましょう。音の洩れない会議室を借り切って、二時間から四時間、ぶっ続けに歌う集会もあります。

ナムアミダブツ、ナムミョウホウレンゲキョウと繰り返し唱えるのもすばらしい瞑想法ですが、母音の響きのバランスという点では少し物足りないものがあります。般若心経も内容は申し分ないのですが、その声音に比べるとアワ歌のほうがはるかに明るく、気持ちよく響きます。心経は、ウ音、オ音が多く、ア音、イ音が少ないので、非常に陰鬱に響きますね。比較してみてください。

「是諸法空相、不生不滅、不垢不浄、不増不減、是故空中……」

ア、イ、ウ、エ、オの各行を歌うとき、それぞれに対応する五つのチャクラに一つずつ集中して、歌ってみましょう。チャクラの部位がどのように響き、どのように変化するか、ご自分で試しながら、歌ってみてください。自分は、どのチャクラの部位が一番響くか、熱くなるか体感してみてください。そうすることによって、感覚を一層研ぎ澄ますことができるようになります。

ア行を歌うときは、胸を震わせ愛の力が湧き出るように、人様を助ける力が湧きおこるようにと意識し、イ行では、額と脳の中枢を振動させ、物事の本質を観る力が増すように、人の心が解るようにと念じながら発声してみましょう。ウ行は、へその下の丹田を震わせるよう意識し、生きる意欲、自分の弱さに負けない意欲が湧くようにと歌います。

エ行は後頭部の奥まで響かせ、想念が浄化するように、きれいな言葉が耳に入るようにと念じ、オ行は、食道と胃まで響くように震わせ、そして人の痛みがわかるよう、感受性が豊かになるようにと意識しつつ発声してみてください。

額が一番ピリピリ響く人は、額の奥にずっと意識を集めながら、アワ歌全部を歌ってみましょう。瞑想が深まるにつれ、額のチャクラが開き、洞察力が高まります。

胸の真中が熱くなる人は、その熱い靄のようなものに意識をあつめてアワ歌を歌ってみてください。胸のチャクラが開き、人を手助けする愛の力が強くなります。

そうしているうちに、尾骨の先がチクチクしてくるのに気づくはずです。やがて、尾骨にとぐろを巻いている地龍の力、クンダリニーが目覚め、次第に脊髄液の中を上昇していくでしょう。

次には、それも忘れ、大宇宙がわが身を用いて歌っていると思い、やがてわが身の存在も忘れ、口と喉も忘れてください。音そのものに集中していくと、自分というものは消え、音そのものになりきります。人もなく我もなく、男もなく女もなく、ただ一つに溶け合った中にコトタマだけが鳴り響きます。

ただ、無限の音が宇宙に共鳴していると観じます。宇宙に充満している聞こえない音が、あなたの体を借りてこの世にあらわれたものがアワ歌四十八音なのです。

三十分から一時間歌い終わると、静かに沈黙を守り、五分から十分くらい宇宙の音に耳を澄ませます。歌い終えてもすぐ立ち上がらないで、無言の瞑想の時間を持つことが大事です。

アワ歌を終えても、しばらくゆっくり静かに腹式呼吸をつづけます。全身の上下、左右の気の流れが整い、心と内臓のはたらきも整った状態で、はじめて静かな瞑想に入ることができるのです。

画龍点睛といいますが、龍の画に最後に眼の点を打ち込んで完成させること——それが歌い終わった後の心静かな瞑想なのです。最後に無言の瞑想で締めなければ、龍の画、アワ歌は完成しません。

座禅をなさる人は、アワ歌を三十分くらい思い切り響かせた後で座禅すると、より深い境地に入りやすくなることが実感できると思います。アワ歌を十五分、つぎに座禅四十分を繰り返すのがよいかもしれません。禅堂でも、ぜひ試してみてください。「トホカミヱミ（ヒ）タメ」を大音声で繰り返した後、禅定に入る一九会という禅堂も東京にあります。ナムアミダブツの浄土真宗やナムミョウホウレンゲキョウの日蓮宗でも、アワ歌をしばらく続け身心霊の状態を整えた後で、ご真言を唱えると境地が一層深まるのではないでしょうか。

キリスト教の方も、アワ歌を活用することができます。アワ歌を十分以上歌って心身を整え天地と結んだあとで、聖書を読むと理解が深まることでしょう。カトリックの方は、ミサの始まる前に歌い、あるいはアワ歌と聖母マリアの賛歌（天使祝詞）を交互に繰り返し唱えるのもよいと思います。

宗派にこだわらず、アワ歌を歌ってみましょう。アワ歌は、どんな宗派も温かく迎え入れてくれるはずです。太古の人々には、宗派の違いはなかったのです。ただ、偉大な天地（アワ）だけが存在していたのです。

ある色に意識を集中しながら、アワ歌を歌うこともおすすめできます。

水晶の玉または塊を目前に置いて、それにコトタマを込めていくようなつもりで歌うことも瞑想の一つの方法です。ルビー、アメジストなど、あなたの誕生石あるいは好きな色の宝石を目の前において、アワ歌のコトタマを入れていくような感じで歌ってみてはどうでしょうか。

四十八のコトタマを注ぎ込まれた宝石は、輝きをまし、きっとあなたを守ってくれるはずです。水晶も宝石も固有の波長をもって振動している一つの意識体であって、あなたの意識体と同調するのを待っているのです。あなたの中のもっとも高貴な波動と同調したいと願っているのです。表からみれば鉱物（ミ）にすぎなくても、裏から見れば高貴な意識体（タマ）なのです。宝石もミタマのひとつです。

瞑想とは、世の中をしばし離れ、世の中にとらわれている自分を手放して、本来の気高い聖なる自分に立ち戻ろうとする姿勢のことです。大宇宙の中の高い波動と同調したいと願っている本来の自分に還ろうとすることです。

それは、ユダヤ教、キリスト教などセム族系の宗教の祈りと全く性質の異なるものです。彼らの祈りは、人間を超越的に創ったという絶対神に罪からの救いを求めるものですね。ここには、超越神と罪深い人間は断絶しており、越えがたい垣根があるという二項対立的な思考がまだ残っています。「主と僕《しもべ》」を区別して祈り、「我と汝」が対話するという二元思考がどうしても抜け切れません。まだ、固い「我」なるものが祈りの中に残っています。

瞑想は、この二元思考を超えるもので、宇宙の根本本体と不二であることの自覚を深めるものです。「神人合一」というと、神と人が別な存在になりますから、それよりも、すでに「神人不二」であってその自覚を深める瞑想を行うというのが、東洋の伝統ですね。

瞑想は、古来からいろいろな手法が伝えられてきています。ヨガでは体を曲げたり、伸ばしたりするある体位（アーサナ）を取り、その体位に対応するチャクラに意識を集中します。ヨガから発展してきた座禅は、結跏趺坐などを組んで丹田を安定させながら無念無想に集中する瞑想を行います。

これらは体と心を固定して、無心の境地に近づこうとする静的な試みです。

これに対して、我が国の古代から伝わる瞑想は、前述したように、体と心を一定のリズムで振動させる動的な瞑想法です。すわったまま上半身をゆっくり右旋回、左旋回させる運動や組み合わせた手を宮位《みやい》の前でくるくると旋回させる魂ふりは、動的瞑想法なのです。思いは消え去り、雑念も浮かばず、留まることのない無心の状態に入っていく修行法です。

アワ歌を繰り返し、くりかえし歌い続け、一定のリズムをもつコトタマで体を規則的に震わせることによって、深い瞑想に誘導しようという方法も、動的瞑想法の一つに位置付けることができるでしょう。身も心もすべて、歌のコトタマの中に投げ入れ、その響きと一つになろうとするのが、わが古代で発達した瞑想法でした。

ちなみに、瞑想の歌としては、アワ歌のほかに、宮中神道で用いるヒフミ歌というものもあります。

宮中祭祀では、「ヒフミヨイムナヤコト、モチロラネシキルユヰ、ツワヌソヲタハクメカ、ウオヱニサリヘテノマ、スアセエホレケ」という四十七音を用いていました。これを簡略化して「ヒトフタミヨイツムユナナヤココノタリ」あるいは「ヒフミヨイムナヤコト」と発声することもあります。


昔の宮中鎮魂祭《たまふり》では、巫女《みこ》が宇気槽《うけふね》と呼ばれる伏せた桶の上に起ち、矛に見立てた榊の枝で桶を衝きます。一度衝くごとに、神祇伯が「ヒトフタミヨイツムユナナヤココノタリ」と唱えながら五色の絹糸を十種の神宝を納めた柳箱に結びつけます。これを十回繰り返しますが、これによって天皇の魂の緒が遊離しないようしっかり結びつけ、さらに一から二へ、二から三へと天皇の魂が増殖し、活性化するようヒフミの祈りことばを捧げるのです。秋の新嘗祭や即位のときの大嘗祭で行われていた皇室の秘儀です。

また、八人の巫女が輪になって、ホツマ伝に記されている「トーホーカーミーヱーヒーターメー」を倍音声明のように連続的に唱えるなかで、輪の中心に座っている皇太子がある魂ふりの所作を続けていくという瞑想の手法もあったようです。トホカミヱヒタメ八神に囲まれ、その霊力を受けながら、皇太子がその境地を高めていくというものですが、残念ながらこのやり方は今は行われていません。

皇太子時代に修行した明治天皇を最後に、この修法は断絶してしまったようです。意味のない呪術と考えた明治政府の官僚が明治初期に強引に廃止してしまったからです。

ホツマの伝統的修法「トホカミヱヒタメ」は、賢所における朝の祭祀などで天皇が八咫の鏡に向かいながら、数回ないし数十回唱え続けるという形でかろうじて皇室祭祀のなかに残っています。昔の天皇は、ヤコトのコトタマに沈潜する深い境地のなかで、八咫の鏡に映された御先祖の神人アマテラスの霊体と一体化する御鏡の行を毎朝続けてきたのです。それによって、目の前の鏡を見るとともに異界の鏡を二重写しにみるという霊覚を開発してきたのでした。

皇室神道は、戦前に内務省神社局が監督していた国民習俗としての国家神道とは全く性格の異なるものです。皇室神道には、ホツマの伝承の他に、中臣氏、忌部氏、物部氏、猿女氏などのつたえてきた秘教的要素が濃厚に含まれています。

皇室神道の秘儀と道統は、もっと深く研究し、再興する価値があると思います。どなたか霊感のある皇族の方が、第二の白川家となり再興していただければ最高ですね。近く始まるはずの次の日本と世界の新しい千年紀《ミレニアム》を準備するためにも――。

歌う歌はアワ歌やヒフミ歌、トホカミ歌など異なっていても、気候の温暖なわが国では、一定のリズムでコトタマを繰り返し心身に注ぎながら、リズミカルな手振りをおこないつつ瞑想を深めていくという動的な方法が発達してきました。

身心を整えるアワ歌は庶民用に教えられ、霊力を強化するヒフミ歌やトホカミ歌は宮中と一部の神宮に秘匿されてきました。その意味で、アワ歌は表のお道（顕教）、ヒフミ歌、トホカミ歌は裏のお道（密教）といってよいでしょう（神学的に言えば、詳しい説明は省きますが、アワ歌は天と地を結び付けるヒモロギ・イワサカの原理を伝え、ヒフミ歌は天壌無窮の無限の生成の原理を示し、トホカミ歌は神人不二に至る斎鏡斎穂の原理を示しているということができます。詳しくは拙書『宇宙の大道を歩む――川面凡児とその時代』をご参照ください）。

奈良朝以降、仏教が強い影響力を持つようになり、古代からのコトタマ瞑想法はすたれましたが、真言宗や浄土真宗、日蓮宗では、古代のコトタマ思想を引き継いでそれぞれのマントラ（真言）を唱えることに今も重点を置いています。

皆さんも、ご興味があれば、自分に一番合ったコトタマを探して、部屋の中や森の中で誘導瞑想に入る実験をやってみてください。

歌はいろいろありますが、なかでもアワ歌のコトタマは、一番入りやすく、誰でも歌いやすく効果の高いものではないか、と思います。

19　異次元へ

最後になりますが、東京工業大学名誉教授の樋口雄三さんが出版された『日本新生』という本があります。これは、霊媒のアマノコトネさんという女性を通じて、地球と人類の近未来を教えた本ですが、これによると近々地球は大地殻変動に見舞われるそうです。

アマノコトネさんに降りてきたある神霊は、サニワの役を務める樋口さんの質問に答えて、日本列島ばかりでなく、世界の地図がほとんど塗りかえられるほどの大変動が襲い、人類がほとんど死滅するといっています。

人類の高次元の意識が目覚めないと、平成二十八年（二〇一六年）までに世界的な大地殻変動が起きると警告し、地球人に気付きを与えるため、まず直観力の鋭い日本人を選び、三・一一の東日本大震災を引き起こしたというのです。冒頭に掲げた南三陸町の悲惨な光景は、来るべき地球異変の縮図であるというのです。

真偽のほどはともかく、その本の中に、不思議なことに、唐突にアワ歌の話が出てくるのです。アマノコトネさんは、こう伝えています。

「大きな岩の上に何人もの人が乗って音を出している。腹の底から声を出している。音の周波数を見つけることが大事。日本のアワ歌に音がついたものが本物。岩盤の上に乗って念を上昇させることにより人は助かる」

この神示は、アワ歌がほとんど知られていない平成十六年（二〇〇四年）に降ろされたものです。

たぶん、霊媒のアマノコトネさんは、想像を絶する大地震によってまわりの地形が崩落していく中で、何人もの人たちが固い岩の上に身を寄せ合い、身震いしながらも懸命にアワ歌を歌っている光景を霊視したのでしょう。岩盤の高い波動に支えられ、アワ歌の高貴な波動に身を包まれている一群の人々を透視したのでしょう。

この神示が本当なら、アワ歌は、絶大な力を持っていることになります。

アワ歌を歌えば、災害時に生きのびるという保証はどこにもありませんが、アワ歌に乗って、思念を上昇させ、最期の瞬間に高次元の意識に目覚めることができたなら、それは死後において一つの救いとなるでしょう。

万が一、思いがけない大地震や大津波に巻き込まれて死んだとしても、なおあの世の生活が待っているのですから、最期の瞬間にアワ歌を歌って思念の波動を高めることができれば、何の不安もなくあの世で高い境地に飛んでいくことになるのではないでしょうか。

どんなにつらい人生であっても、人生の最期の瞬間に「ありがとう」とすべてに感謝して死んでいった人は、最高の人生を充分に生ききったといわれますが、宇宙の最高の波動と同調しつつ死を迎えることができれば、それも最高の人生といってよいでしょう。

アワ歌を歌い、「岩盤の上に乗って思念を上昇させる」ことが、生きようが死のうが、人間をより高い境地に導いてくれることを私は信じています。死後にも、新しい次の生活が待っているのですから、何の不安もありません。

樋口雄三さんのまとめた本によると、近く地球はフォトンベルトと呼ばれる濃密な光子の集合雲に突入していくようです。そうなると、もっとも極端な場合、強烈な電磁波が地球を襲い、地上の電気文明は破壊されます。強力な電磁波を浴びて熱せられた海底や火山脈の地殻変動が起こり、熱波と寒波が繰り返し襲う異常気象が頻発します。

人間の体液や髄液も強い光子を浴びて励起を始めるので、心身の不調を訴える人が多くなります。邪悪な人は、ますます邪悪になりますが、そのなかで身心をととのえ適応することのできた高貴な人は、ますます高貴になるという二極分化が始まるようです。狂気が増え、銃の乱射やテロ、内乱などが多発しますが、同時に、それを救おうとする志のある人々も増えるでしょう。

地球規模の巨大災害や人類の二極分化は、ほぼ一万三千年ごとにフォトンベルトを通過するたびに繰り返されるといわれていますが、近年の異常事態の頻発を見ますと、人類の歴史は、どうやら新たな大混乱と破壊の過渡期に入りつつあるようなのです。
そうだとすると、二十一世紀に生きる私どもは、これからどうすればよいのでしょうか。地球的な危機に備えながらも、日々の生活をどのように心がけ、整えていけばよいのでしょうか。

アマノコトネさんの伝える次の神示は、一つの答えを示唆してくれているように思います。

「美しい日本語、昔の本来の日本語には力がある。神にあげるという意味で力がある。日本を統括している神々への祝詞などは効力がある。現在使われている日本語にはその力はない。神に対して意思を通わせる言葉には力がある」

昔の本来の日本語は、祝詞を含めて、人々を神々の領域にひきあげる力を持っていたとアマノコトネさんは伝えています。
神とひとしくなり、神のように天地を動かし、人を感化するような力のある日本語を語り、歌うことを、昔の人は「しきしまの道」と呼んでいました。
「しきしまの道」とは、たんに和歌を詠むということではなく、力のある言葉を話し、その力でもって周りを感化していくことを意味していたのです。

「しきしま」とは、ホツマ伝によって語源分析すると、「生気はつらつとした中心地」の意味となることを発見したのは、松本善之助さんでした。敷島は、ヤマトにかかる枕詞ですが、その語源を知ると、「ヤマトは生気のみなぎる中心地」とわかりますね。

和歌は、敷島の道ともいわれますが、それは、元来は、生気はつらつとした道であり、力を秘めた生気みなぎる祈り言葉の道であったのです。

宮中では正月に御歌会始が行われ、和歌が詠みあげられますが、それは、和歌に秘められた力を全国民に届けようとする儀式、形を変えた祈りの儀式なのです。


それは、明治天皇の御製からも明らかです。

「天地を　動かすばかり　言の葉の　まことのみちを　きはめてしかな」

「いとまあらば　ふみわけてみよ　千早ぶる　神代ながらの　しきしまの道」


わが国では、言葉は単に意味を伝えるだけでなく、人間に対しある種の力——想念波の力と音波の力を及ぼす作用があると信じられ、それをコトタマ（言霊）と呼んできました。万葉集にも歌われているように、「言霊の幸ふ国」といわれ、山上憶良や柿本人麻呂の時代から、お互いに良い言霊をかけあうことを心掛けてきました。

言霊の研究は、ホツマ伝の言い伝えを受け継いだ宮中や伏見稲荷神社などで人知れず行われていましたが、江戸時代に古文書が再発見され、幸運と豊穣を招きよせるアイウエオの言霊の研究が盛んになりました。

その代表者の一人、山口志道は、宇宙はアイウエオ五十音の耳に聞こえない言霊が反映して出来上がったもので、今もその潜象の言霊が宇宙に鳴り響いていると考えました。

音声は、この潜象の言霊が身体器官を通じて現象化したものであるから、音声そのものに宇宙的な力が含まれている、したがって、この宇宙的な響きを完全に写すように発声すれば、雨風も支配することができるようになると説明しました。

彼の考えは、まさにホツマ伝の延長上にあります。天（ア）と地（ワ）が、合わせ鏡のように相互に交流しながら、天から地へ、地から天へと無限に循環し続けるというアワの歌の思想を反映しています。山口志道は、伏見稲荷神社に伝えられた古文書などから、コトタマの思想を発展させたのでした。

あるコトタマを発して、雨を降らせたり、地震や噴火を鎮めたり、病人を治したりした神人や仙人の話は古来たくさん伝えられていますが、今もおそらく日本のどこかにいるはずです。音声を発しなくても、想念の力、思いやりの力が強くなれば、人を癒し、地球を穏やかにすることもできるはずです。あなたも、病気を治す力や家庭と社会を明るくする力を潜在的に持っているのではないでしょうか。

現代の日本人の言葉は、非常に軽くなっていますね。

政治家や経営者の言葉に重みがないことは言うまでもありませんが、国民一般の発言にも力がこもっていないように感じられます。特に一部の若い人たちの話しぶりには、気品も気概も感じられません。

テレビのアナウンサーの語り口も、やさしいばかりで、肚から出る力強い張りがありません。無知と無恥を売り物にしているテレビの芸人たちのオフザケは、見るに堪えないものがあります。

力のある日本語は、いったいどこに去ってしまったのでしょうか。敷島の道は、どこに隠れてしまったのでしょうか。


二十年以上もデフレと不況が続き、人心は疲弊しています。

輸出企業の経営者は円高に疲れ果て、農林業も衰退しています。利権と得票をもとめる政治家の醜い政争は止まず、経営者は保身に走り、将来の明るい展望は示されず、国民はあきらめムードです。自分の生活を何とか守るのに精いっぱいで、世のため人のために一肌脱ぐといった気概も失せてきました。ガンや脳卒中など生活習慣病も増え続け、激しいストレスに追いつめられて心を病む勤労者も増加しています。

ちょうど、千九百年前の景行天皇の時代に似て、国民は疲れ果て、言葉が乱れています。日常の日本語から本来の明るい思いやり（ミヤビ）の力が消えています。ただ荒々しい、とげのある争いの言葉だけが街に氾濫しています。

国が乱れるときは、言葉が乱れるといわれます。言葉が乱れると、ますます国が乱れていくのは、ホツマ伝の昔から真実のようです。


言葉と言霊はちがいます。言葉は意味を伝える記号にすぎませんが、言霊は気品と気概に満ち、周りの人々と社会を動かし、天地さえも動かすものなのです。

いまこそ、私どもは、時代の閉塞感を打ち破り、新しい時代を切り開いていくため、古代からの歴史と伝統を思いおこし、張りのある自信に満ちた言霊を復活させ、その力を周囲に及ぼしていこうではありませんか。その力をさらに高めて、「天地を動かすばかり」のまことの敷島の道を歩んでいこうではありませんか。


そして、アワ歌を力強く歌って、体の働きと心の活《はたら》きと霊の能《はたら》きを整え、困難に立ち向かう勇気と元気を取りもどし、それによって周りの人々と社会を和《ととの》え、さらに高く遠く宇宙と裏宇宙まで調《ととの》えていこうではありませんか。

アワ歌は、全《すべ》てを統《す》べて、「ととのえる」すばらしいコトタマなのです。

中今にて──あとがき

先ごろ、私はホツマ伝の編纂を命じた景行天皇の御陵を参拝しました。

奈良県の纒向の里に位置し、その近くにはヒミコが居住していたといわれる纒向宮殿跡があり、大小無数の古墳群が周囲に点在しています。

御陵は、碧緑色の深い濠に囲まれた広大な前方後円墳でした。

墳墓は、こんもりとした森に覆われ、それを見やりながら参拝所の鳥居のところで、仲間とともにアワの歌を心ゆくまで歌い上げていたとき、ちょうどその時でした。

鈍《にび》色の羽のアオサギがすっと濠を滑空して飛んできて、目の前の堰堤に止まったのです。森に棲みついているアオサギが歌声に興味を持ち、何事かと偵察に来たのでしょうか。そのまま、立ち止まりこちらをじっと横目で眺めているようです。

ふと、気配を感じて空を見上げると二頭のアオ（スジ）アゲハが追いつ追われつ舞っています。漆黒の羽に青色の鱗粉をきらきらと反射させながら、透明な青空を背景に、歌声に合わせて高く低く優雅な舞を踊ってくれているようです。

舞い踊る動のアオアゲハと立ち止まったままの静のアオサギ――。

彼らは、一体どこから顕《あらわ》れたのでしょうか。珍しい歌声を聞きつけて、墳墓の森の奥から顕れてきたのでしょうか。

アオアゲハの華麗な舞をながめているうちに、ふと、「中今《なかいま》」という言葉が浮かび上がってきました。


中今とは、過去と未来を含んだ現在という意味の古神道の用語です。「只今《ただいま》」というと、過去でもなく未来でもなく、過去とも未来とも切り離された今の瞬間を指します。これに対して、中今は、過去の過去を含み、未来の未来を包んだふくよかな今を意味します。中今は、重層的な時間をおりたたんでいるふくらみを持った時間なのです。

ですから、私が御陵の前に立ったときの中今は、景行天皇の葬儀のときを含み、同時に私の葬儀のときを包んでいるのです。すでに、私の今のときに、古代の葬儀に立ち会い、同時に将来の私の葬儀が現存しているのです。そういうふうに時間を見ることを、中今の透視法と私は呼んでいます。

このホログラフィック（全一的）な透視法は、アングロサクソン族の単調な時間感覚と全く異なるものです。アングロサクソンは、過去から未来へと一直線に流れ去る時間観と歴史観を持っています。

現在はもう過去ではなく、未来はまだ現れていないと考え、過去と未来は現在と関係ない時間とみなしています。死んだ人は、天国か、地獄か、煉獄か、とにかくあの世に行ったきりで、この世と全く関係なくなるとみなしています。このため、彼らの言語は、過去完了、未来完了など時制をはっきり区別する文法が発達してきたのでしょう。過去が現在でありうるとは、時制をはっきり区別するアングロサクソンには考えられないのです。

鉛筆に譬《たと》えると、彼らは、一本の鉛筆を横にして時間の経過を見ます。鉛筆の削った先が過去で、そこから横向きに時間が始まり、鉛筆の断面が現在にあたると考えます。

これに対し、古代の日本人は鉛筆を縦にして、切り口の断面を見るのです。鉛筆の切り口が現在で、削った先端の方が過去です。とがった先は、隠れていて直接みえませんが、鉛筆の断面の中に、多重の過去が含まれているのです。断面の中に、これから生起する多重の未来も含まれています。このように現在の今の中に多重の過去または未来を透視することを中今の観法といいます。

南北朝時代の武将、北畠親房公は「天地の初めは今日をもって初めとする」と宣言しましたが、そのとき彼は、まさに「中今」を生きていたということができるでしょう（『神皇正統記』）。親房公は鉛筆の断面を「今日」とみて、毎日毎日新しい天地が創始されると考えていたのです。

「今日」は、昔の「天地の初め」を含んでいますが、同時に刻一刻と新たな天地が「今日」から始まっています。天地は遠い遠い過去に始まっただけではなく、中今の今日からもスタートするのですから、過去にどんな失敗と敗戦を重ねようが全く問題としないのです。親房公は、毎日新たな気持ちで天地の中心に立ち、後醍醐天皇を擁護しようと新たな天地（時空）を造りつづけたのでした。

北畠親房公にとって「中今」は、単に時空の観法にとどまらず、無私の勇猛果敢な行為を促す行動哲学でもありました。


この「中今」の行動哲学は、後世の武士たちにも受け継がれ、武士道精神を形成する基礎となりました。たとえば、江戸中期の『武道初心集』は、武士たるものは「日々夜々死を常に心にあてる」ことを怠るなと呼びかけています。長生きしようと思うと、私利を第一に考えるハメに陥りますが、すでに死んだ身だと心得るとたちまち私利は眼中から消えて無くなります。武士道に殉じた武士たちも、大東亜戦争においてお国に殉じた特攻兵士たちも、死を日々刻一刻とわが身に引きつけることによって時間を超えていたという意味で、明白にそうと意識しないまでも、この「中今」を生きていたのです。

先ごろ御陵の前に立った私の「中今」には、景行天皇の御霊《みたま》が生きており、その子ヤマトタケはじめもろもろの祖霊が今も息づいています。同時に死後の私や私に連なる人たちの死後の生活もすでにおりたたまれています。私という存在は、いま目に見える限りの私のほかに、過去の私と未来の私から成り立っているのです。

この私は、祖霊の共同体とも未来の親々や仲間の共同体とも一緒に生活しているのです。けっして、アングロサクソンのいう、ひとりで自主的に考え行動する「個人」ではないのです。過去と未来から切り離され、祖霊などの共同体から独立した「個人」なるものは、どこにも存在しないのです。

生前の自分とも死後の自分とも全く無関係にこの世に生活している「個人」なるものを私は信じることができません。その意味で西洋のいう「個人主義」は、この世における私益の追求を正当化するために創りだされた壮大なフィクション（創り話）ではないでしょうか。「個人の自由」や「市場原理主義」は、アングロサクソンの利益を最大化するための理論的仕掛けであったのではないでしょうか。

明治維新以来の「文明開化」の日本は、眼に見える限りの「個人」を中心に据える「個人主義」のフィクションに騙され、毒されてきたのではないかと思えてならないのです。その傾向は、敗戦後アメリカ化が進行する中で、ますます顕著になってきているように思われます。

私という存在は、この時空を超えた「中今」を生きているとすると、いまアワ歌を歌っている私は、かつて歌い続けた私とこれから歌い続ける私からなっているはずなのです。祖霊とも未来の親々や仲間とも歌っている私のはずです。南三陸町を見下ろす山の上で歌った私は、無数の津波の死者とも歌い合っていたのです。死んでいる私と生きている私は、いつも一つなのです。

そうした時空を超えた複合的な私のあり方を整えるのに、アワ歌はもっとも手軽な言霊なのでしょう。過去の私と未来の私を、そして生者と死者の共同体の一員としての私を、同時に響かせ、共鳴させ、雑音を取り除き、整調させているのでしょう。

おそらく、御陵の前に顕れたアオサギは、景行天皇の時代に飛んでいたアオサギに違いありません。アオアゲハは、天皇の葬儀のときにも、舞っていたに相違ありません。アオサギとアオアゲハは、一瞬のうちに時空を超えて現在に飛んできてくれたのでしょう。アワの歌声の含む言霊の力、つまり、物理的、想念的および霊的な多重のエネルギーを借りて、過去から現在へと変移してくれたものと思われます。

アワ歌は、一瞬のうちに過去の扉を開き、古代のアオサギとアオアゲハを迎えいれる時空の穴をあけてくれたのです。であるなら、アオサギとアオアゲハは、アワ歌に乗ってやってきたといって差しつかえないでしょう。

アワ歌は、みなで無心になって歌うとき、時空に穴をあけるものすごい力を発揮するものと私は信じています。

読者の皆さんも、ぜひ、中今の境地でアワ歌を歌ってくださることを念願しています。歌うというよりも、祝《の》るのです。乗るのです。イノルのです。

その時、あなたのイノチは、宇宙の中心に立ち、過去と未来に乗って颯爽《さっそう》と羽ばたきます。

イノチは、いまここに居ながらにして時空を超えて永遠なのです。


（完）

（附1）誌上座談会

ふだんからアワ歌を歌っている女性六人と男性五人に集まってもらい、アワ歌を歌い始めたきっかけ、動機、その効果や意義などについて聞いてみました（平成二十四年八月）。

著者が司会を務めました。

司会

「今日は、アワ歌を歌ってこられた皆さんにお集まりいただきました。

まず、どんなきっかけでアワ歌に巡り合ったのか、何年ぐらい歌ってきたのか、そしてどういう効果があると感じられたか、感想を聞かせてください。お一人ずつ簡単にお願いします。ではAさんから……」

A女（40代）

「二年前に、健康の講演会で歌に出会いました。最初は、四国の徳島の歌かな、眠たそうな歌で私には合わんと思っていましたが、講演会の最後には歌っていた自分がいたのにびっくりしました。

アワ歌は、思いのとらわれを流してくれる歌と感じています。とらわれた自分にサヨナラする歌ですね。今は、ものごとに懸命にならなくなった、頑張らなくなったと感じています」

B女（50代）
「私は、ホツマの勉強会で出会いました。最初は会では歌うことが許されなかったんですが、近年解禁されました。歌い始めてから、細かいことを気にしなくなり、気持ちが楽になったことを実感しています。人間関係でいやなことがあって、気が晴れないときに歌うとスッキリします」
C女（70代）
「五年前に東洋医療の研究会で歌を聴きました。でも、最初に出会ったときは、違和感があり、こんな歌うたえないわと思いました。けれど、会が終わるころには、自分もいつの間にか歌っていました。今は、必要な時に自然に歌が出てくるという感じです。楽しくてもう歌なしではいられない毎日です、細胞一つ一つにしみこませてあげようという気持ちでいます」
D男（40代）
「二年前に整体の友人に紹介されて知りました。いまは、車の中で歌っていますが、心の持ち方が変わってきたのを感じています。思い煩うことがなくなって、成るようになる、ええじゃないか、行けるところまで行こうという自由な気分になっています」
E女（50代）
「四年前にアワ歌を聴いたとき、よくわからないが、聴いたことがあるような懐かしい感じがしました。それから、はまっています。

おかげで、心配がなくなり、いつ死が来ても大丈夫な感じです。このあいだも、急に胸が痛くなり、いよいよ来たかなと思いましたが、その時もあわてず、お任せという気持ちでいられました」

F男（60代）

「六年前に山に登ったとき、頂上で歌を聴き、大自然と調和していて面白いなと感じ、それ以来です。

今は、以前に比べて余計な取り越し苦労をしなくなり、何が起きてもまあいいか、という感じになりました。余分なものをそいでくれる効果を実感しています」

G男（50代）

「私は、キリロラさんのコンサートで初めて聴きました。語順が新鮮で、この響きは何だと思いました。歌っていると、新しい自分をどんどん発見してうれしくなります。感情の起伏が少なくなり、気力が充実してきたのを感じています」

司会

「ありがとうございます。余計な思いや煩いがなくなった、シャカリキにならなくなった、小さいことにこだわらなくなった、といった気持ちの持ち方の変化を皆さん感じていらっしゃるようですね。そういう心理的な変化のほかに、健康上の効果を体験された方はいらっしゃいませんか」

H女（60代）

「私は、四年前から歌っていますが、黄斑変性という目の病気が治りました。物が歪んで見える病気で、医者にこのままでは視力がなくなると言われましたが、自分では治るように思えて、ずっと歌っていたら、二年で完治しました。その原因は、家庭内のストレスにあることが解っていたので、歌でストレスをほぐし、眼の細胞にごめんなさいと謝り、大丈夫だからねと呼びかけていました。すると、だんだん良くなり、現在は全く問題ありません」

I男（30代）

「人間関係の悩みで心がウツになり、疲労困憊していた時に、教えてもらいました。当時は、二十代でしたが、五十代の人に間違われるほどやつれていましたが、半年ぐらいで気持ちが明るくなり、別人のように顔色が変わり、積極的になることができて感謝していま す。それまでは、人と比較し人に認められたいというこだわりがあったことがわかり、こだわりから解放されたことでうつ病が治りました」

J女（60代）

「三年前に聴いたときは、心地よい白い光が入ってきて体が自然とゆれました。

歌った当初は、浄化作用なのか、悪いものが出てきて、顔に強いアレルギー反応が顕れました。それでも、歌い続けているとイライラがなくなり、穏やかな心になり、アレルギーも治ってきました」

司会
「なるほど、好転反応というのでしょうか、人によっては、一時的に体調が悪くなるケースもあるようですね。皆さん前からお元気そうなので、健康上あまり問題はなかったようですが、それ以外の効果はどうでしょう……」

K男（50代）
「以前は、滝行やヨガの集中瞑想をしていましたが、アワ歌を歌うようになってから、瞑想をしなくてもよくなりました。歌に集中することがそのまま瞑想になっているようです」

J女（60代）
「直観力が鋭くなったことを感じています。二つの道のどちらかを選ぶとき、これまではしばらく立ち止まり迷っていたのですが、今は少しも迷わず、さっと道を選べるようになってきました」

H女（60代）
「眉間に集中して歌っていると、光が迫ってくるのをよく見ます。黄緑色の光が渦を巻いてこちらに向かってくると同時に、こちらからも同じ光が出ているのを体験しています。そのほか、歌っているときに、きれいな花や音符が顕れることがあります」

司会
「そうですか、一種の神秘体験をされる方もいるわけですね。次にお聞きしますが、皆さんは、一日何回ぐらい歌っていらっしゃいますか」
A女（40代）
「朝三回と寝る前に一回歌っています」
B女（50代）
「歌う回数はノルマは特に決めず、歌いたいときに歌うようにしています」
E女（50代）
「夏は、毎朝四時から一時間、公園に出て小鳥のさえずりに合わせて歌っています。日暮れは三十分間部屋で歌います」
F男（60代）
「一日九回歌うことにしています。朝三回、風呂で三回、寝る前三回、あとは車の中で自由に歌っています。そのおかげか、夜更かししても、朝ケロッとしています。細胞が生き生きしてきたのを実感しています」
D男（40代）
「普段はあまり歌いませんが、営業で車に乗っているときに思いきり声を出しています。いやなことがあるとすぐ文句を言ってましたが、そういう自分が消えてきました」

司会
「みなさん、歌う回数は、ご事情に合わせて、いろいろですね。ところで、ご家族も喜んで歌っていますか。それとも、あなたが歌うのにいやな顔をしていますか。皆さんの周りの反応はどうでしょう」
B女（50代）
「子どもたちは大学生で、母親は変なことをやっていると思っているようですが、好きなようにさせてくれています。私から、子どもたちに歌ったらとも言っていません」
D男（40代）
「自分はこれまで自分のやり方でことをしてきたので、家内には信用がないのです。家内は、こういうアワ歌の世界を信じていません。また、好き勝手なことをしていると思っているでしょう」
E女（50代）
「主人は歌いませんが、私を自由にさせてくれています。歌の旅に出る時も、体に気を付けて行ってこいというだけです。私からも、主人に勧めようとも思いません」
G男（50代）
「一度会社で歌ったら変人と言われ、出世に響くよと注意されました。心に響いても、出世に響いては困るので、会社で歌うのは止めました」
F男（60代）

「家内も娘も歌っていません。自分だけの趣味です。そのうち、なにか言ってくるかもしれないけど、亭主の好きなように、という無関心な態度ですね」

J女（60代）

「主人にありがとうと心のなかで言いながら歌っていますが、私が変わったことが主人に伝わったようで、ある日、主人が便器を拭きはじめたことにびっくりしたことがあります。今では、主人、娘と孫も楽しく歌っています」

司会

「ご家庭の事情はいろいろであることが良くわかりました。歌の会を眺めても、ご夫婦で出席している方は、きわめて少ないですね。片方の趣味、習慣にとどまっている方が圧倒的多数のようです。

たぶん、歌を必要としている精神的な段階に差があり、まだご伴侶はその段階に達していないか、あるいは現在の段階で十分満足しているのではないでしょうか。

そういう場合は、時を待つということも大事と思います。まず自分が変化することが大事ですから、あせらず、心おおらかに待ちましょう。むこうも、低級な趣味は、いい加減もう止めてくれという気持ちで待っているのかもしれませんが（笑）……」

（附2）アマノコトネさんに聞く

日本と地球の行く末について、数々のお伝えを降ろしているアマノコトネさんに伺いました（平成二十四年八月）。コトネさんは、独自のサイトを開いているので、活動については、アマノコトネホームページ（http://amanokotone.com/）を参照してください。

「ご出身は、東京ですか」

「はい、東京生まれです。父方のルーツは、広島です」

「霊媒の能力はいつごろから出るようになりましたか」

「子どものころから、体を持ったまま異次元に行けるという体験をしていました。小さいころは、それが普通だと思っていましたが、人を治癒する能力に気付いたのは三十八歳のとき、平成元年でした。その前後から、神霊など高次元の存在からメッセージを受けるようになりました。日本と世界のある場所に、異次元に入りやすい時空の窓といったものがあり、それをいくつか見つけたこともあります」

「東京工大名誉教授の樋口雄三先生が、コトネさんに降りてきた神霊などと対話するサニワの役を務めはじめたのは、いつごろでしたか」

「樋口雄三教授との出会いは、平成四年からです。その頃、先生は、国際生命情報科学会の会長をしており、特異な治癒能力を持つ人を対象に血液検査など生理学的研究をしていました。ところが、やがて私の霊媒能力にも気が付き、平成十六年ごろから次第に私に別次元の質問をしてくるようになりました。わたしもそれにお答えしているうちに、共同研究がスタートし、神界、霊界からのメッセージをまとめた本が出版されてきたのです」

「お伝えを発しているのは、どのような神霊ですか」

「質問に応じて様々です。偉人の心霊を始め、土地の神霊や地球の神霊、さらに宇宙的な神霊からもお伝えが来ます。宇宙人もメッセージを降ろしてくれたことがあります」

「メッセージを伝えるときに、ご自分の意識は残っているのですか。それとも、奪われているのですか」

「お伝えが降りてくるときは、眠くなりますが、まだ意識は残っています。半分寝て半分起きている、その中間状態で、口がべらべらしゃべっているのが解ります。何を話しているかも理解していますが、眠気が覚め正気に戻ると、すっかり内容は忘れてしまいます」

「アワ歌の神示（112ページ）が降りてきたのは、平成十六年でしたか。それは、どういう経緯で降りてきたのですか」

「私に降りてきた神示の記録は、背丈ほどの分量がありますから、それをひっくり返せば正確な時期は分かりますが、多分その頃と思います（あとで調べてもらったところやはり平成十六年でした。――著者注）。それは、地球的規模の地殻変動が起きつつある中で、それを防止するコトタマとして降りてきたようです。スメラミコトと人類に警鐘を鳴らせと天が知らせてくれたものと思います。もう少し深い地球救済の役割も絡んでいますが、それはまだお話しする時期ではありません」

「ヒフミ歌の歌い方が降りてきたそうですが、それは、どのようなものですか」

「以前、熊本県の幣立《へいたて》神宮にお詣りしたことがありますが、宮司さんの前に座っていた時、その地に伝わるヒフミ歌の旋律がいきなり降ろされました。それをお聴きになった宮司さんは、神宮に伝えられてきた巫女歌によく似てますね、と語っていらっしゃいました。（実際に歌ってもらう――著者注）」

「アワ歌の歌い方も、間もなく降ろされるでしょうか」

「ホツマツタヱのアワ歌の発祥地に行けば、その節回しが降ろされると思います。近く、訪ねてみるつもりですので、楽しみにしていてください」

「平成二十四年の夏から、アワ歌に全力で取り組みたいと語っていらっしゃいますが、それはどういう理由からですか」

「わが国に降りかかる異変を防止したいと考えて、協力してくださる方々といろいろ取り組んでいますが、その一環として、ぜひアワ歌を集中的に取り上げたいと思います。いずれ、やり方については、適切な時期に上からお伝えが降りてくるはずですので、それを待っているところです」

（著者追記）

平成二十四年十二月二十日に、アマノコトネさん一行と琵琶湖畔を歩きました。ホツマ伝によると、東北にいたイサナキの命が、地球の寒冷化に伴い南下して都を築いたといわれる琵琶湖（アワ海）の多賀の近くです。

一行が多賀大社にお詣りし、アマノコトネさんが多賀大社の裏手の森の中で一人で精神集中していたとき、霊眼に村の子どもたちが顕れ、「一緒にアワ歌を歌いましょう」と呼びかけてきたそうです。そのとき、アマノコトネさんの口から洩れてきた歌を録音したものが、次に掲げる音譜です。どことなく京の童歌の響きがしますね。このほかに神々に捧げるときのアワ歌の歌い方もありますが、本書では伏せております。

アワ歌（童歌風）採譜は宇野淳子さん

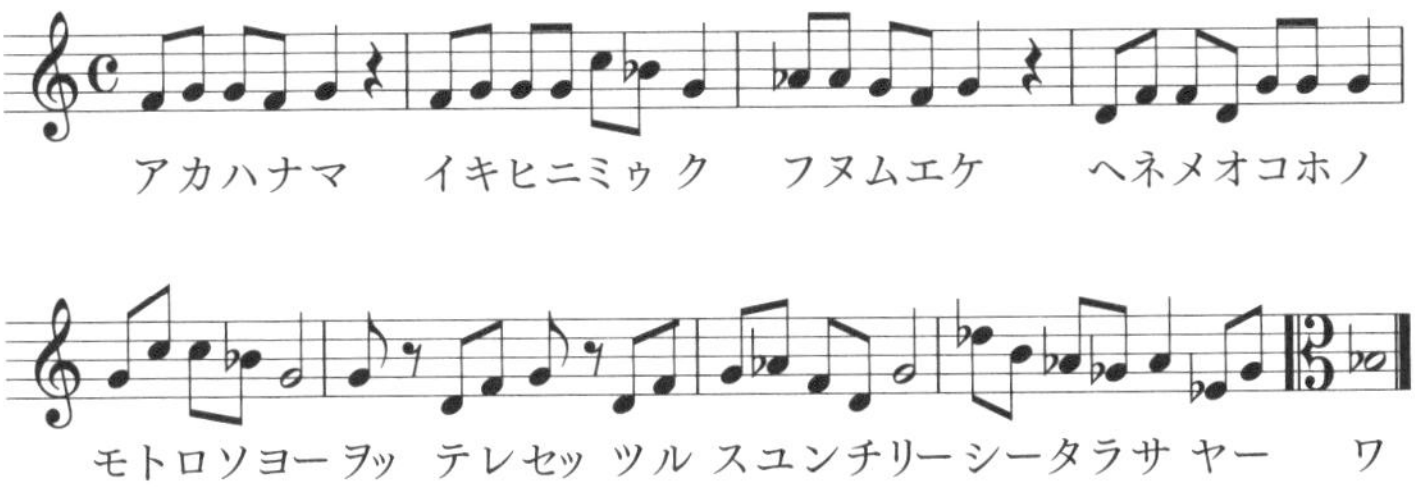
アカハナマ　イキヒニミゥ ク　フヌムエケ　ヘネメオコホノ
モトロソヨーヲッ　テレセッ ツル スユンチリーシータラサ ヤー　ワ

（附３）アワ歌の意味が明らかに

著者は、平成二十四年十一月二十六日、アマノコトネさんの不思議な手引きにより、山梨県河口湖町の由緒ある富士講御師の家、梅谷本庄家に導かれ、その屋根裏部屋に秘蔵されていた多数の古文書を拝見しました。その中に『秘書・神代文字伝全』と題する写本があり、開けてみるとヲシテ文字で書かれた五七調の文章を漢訳したものでした。さっそく、ホツマ研究家の池田満さんと千葉富三さんに連絡を取り、原文を観察していただいたところ、未発見の貴重なミカサフミの一部と判明しました。ミカサフミは、ホツマツタヱと同時期に景行天皇に上呈されたといわれる史書です。

この写本の内容は、音声の起源、アワ歌の音声の意義、歌い方、歌う時の印相などに関するものでした。毎朝、ある印相を組みながらアワ歌を歌うと、音声と事象は関連しているので、心身が整い、周りの出来事も整っていくと説明していますが、本書の最後の校正にあたっていた時にアワ歌の意義を説明した貴重な写本にめぐり合ったのは、アワ歌を広めたワカ姫様のお導きだったのでしょうか。

江戸中期の本庄家の当主、本庄直好は、白川神祇伯資顕王家の学頭、森昌胤より白川神道の免状を授与されており、免状とともに交付された多数の写本（『中登美真義』、『鎮魂祭行事』、『神代布登磨爾伝』、『大嘗会』など）が保管された箱に『秘書・神代文字伝全』もありましたから、十八世紀中葉の写本と推定されます。ミカサフミの欠落した部分を一部補うもので、極めて価値の高いものでした。

おそらく、白川神道が盛んであった河口湖周辺の地域や塩釜神社、広田神社あたりの旧家には、このようなホツマ文字の文献がまだ眠っているものと思いますが、どなたか、好学の士に探索していただきたいものと期待しております。

最後に、本庄家の屋根裏部屋から発見されたミカサフミ（アワ歌のアヤ）から、アワ歌の意味について記述した部分とその拙訳（下段）を掲げておきます。

あめのりの　　　　あめのり（アワ歌）の
ことはのはなは　　出だしの言葉は
アカハナマ　　　　アカハナマ　この五音は

あたかくのほり
あなるひの
わかはてるまつ
たらちおの

イキヒニミウク
そえうたは
ひのてのかせの
なるいきす
こころさだめて

フヌムエケ
もとをのこえお
わけしれば
くはるおたきに
かそえうた

ヘネメオコホノ

朝日が昇り
中天に輝き
夕日となって沈み行く
父のような陽のはたらきを映している

イキヒニミウクの七音は
次なる添え歌で
日の力を運ぶ風の気が
息となって人の体に入り
心をしっかりと定め固めてくれる

フヌムエケの五音は
もとの命（たま）の緒の声であり
それを響かせると
たまの緒（丹田）から発する火の力を
体にみなぎらせる音となる

ヘネメオコホノの七音を

なそらえは
ひとのへなみの
あまのはら
むむねはきよく

モトロソヨ
おこりあかして
かゑはにに
たかえうまるる
たとえうた

ヲテレセエツル
たたことの
うたにみちひき
うむくにの
またくとほれは

スユンチリ

なぞって歌うと
人体の気の波が
あまの原（天上界）と一体となり
人の六根が清く澄んでいく

モトロソヨの五音は
火の種を（丹田で）燃やして
新しい体（土）に換え
新生させることを
譬えた歌

ヲテレセエツルの七音は
あめつちの称えを
歌声に乗せていく
この音で周りの場（国々）もあたらしくなり
すべて滞りがなくなる

スユンチリの五音は

ことほぎすくに
みおたもつ
よよなからえの
ゐわいうた

シイタラサワヤ
めはくにの
つきとみやひを
あみやわせ
ゐみなあらはす

アワの歌
われもうたえは
もろひとの
にをうまんとて
ふたそめて
さとしおしえん
にのみちも

すべてを祝い浄めるので
身をすこやかに保ち
代々に永らえることができる
その祝い唄である

シイタラサヤワの七音は
母のはたらきがこの世の
月の光とやさしさを
結び調和させる
その隠れたはたらきを表す音

アワ歌を
私（わか姫）も歌うとともに
周りの人々も
元気（生命力）を奮い起こすようにと
アワ歌をお札に書き付けて教えている
諭し教える
アワ歌の元気の道も

とはねはくもる

実際に歌い続けないと効果がない

むかしふたかみ
あわうたお
ひことにうたひ
やをよろか
おこなひゐたる
このすえに

その昔、イサナキ、イサナミの二神が
アワ歌を
日々に歌い続けること
長年月
歌い続けてきた
この道筋を

われうけつきて
むすふてに
あさことうたふ
ゐくとせか
いまたかかさず
このをして
たまきのつくる
おしえくさ

私（アマテル）も受け継ぎ
アイウエオの手振りを組み
朝毎に歌うこと
幾年か
私（アマテル）がいまも欠かさない
この教えの手振りは
タマキネさま（とよけ神）の作られた
教えをしめす仕草である

あまかみまねく
みはしらき
にこころうつす
うつわもの
そのみかたちに
すすめこふ

ふかきむねある
そめふたお
まかせたまわる
にふのかみ
ここにひるこは
ゐものしに
かなあやにさせ

あまねくに
おしゆるみなも
わかひるめ

天の神々をまねく
ひもろぎの身柱は
原初の生命力（丹）を移す
身の器であり
その身柱に降りてくるようにと
願いたてまつる

この深い意味のある
アワ歌をお札に染めて
記録しておくように任せられたのが
生命力（丹生）の神のヒルコ姫である
こうしてヒルコ姫（ワカ姫）は
鋳物師に指示して
鋳物にアワ歌を記させ

ひろく全国に
教えたので
光り輝く姫みこ（わかひるめ）と呼ばれた

にふのゐさおし　丹生（にふ）の神ワカ姫の功績は
をゝいなるかな　なんと偉大なることか

なお、アワ歌をひろめたワカ姫については、『ワカ姫さまの超復活』（宮崎貞行他著、ヒカルランド）に詳しく紹介されています。

ちなみに、『古今和歌集』を編纂した紀貫之は、その序文で、和歌に六種類あると指摘しています。すなわち、そへ歌、かぞへ歌、なずらへ歌、たとへ歌、ただこと歌、いはひ歌の六種類です。驚くことに、右のアワ歌の解説の中に、そのまま、この順序で、六種の歌が読み込まれているのです。もう一度読み返して、探してみてください。

紀貫之は、このアワ歌の綾《あや》をどこからか入手して知っていたのではないでしょうか。あるいは歌詠みの伝承として冷泉家などから聞いていたのではないでしょうか。

もしかすると、冷泉家の時雨亭文庫の奥深く、あるいは近衛家の陽明文庫の片隅に、未発見のアワ歌の残簡が姿を変えてかくれているのかもしれませんね。

主な参考文献

『言霊アワ歌の力』石田英湾著、群馬マクロビオティックセンター
『秘められた日本古代史ホツマツタへ』松本善之助著、毎日新聞社
『秘められた日本古代史ホツマツタへ続』松本善之助著、毎日新聞社
『ホツマ縄文日本のたから』池田満著、展望社
『古代文字の気功治療』片野貴夫著、朝文社
『新訂ミカサフミ・フトマニ』池田満著、展望社
『母の手』柳原能婦子著、評言社
『美しい声で日本語を話す』米山文明著、平凡社
『倍音　音・ことば・身体の文化誌』中村明一著、春秋社
『医師がすすめるパワーストーン』堀田忠弘著、マキノ出版
『チャクラの覚醒と解脱』本山博著、宗教心理出版
『日本新生』樋口雄三・アマノコトネ著、ナチュラルスピリット社
『ホツマツタヱを読み解く』池田満著、展望社
『甦る古代日本の誕生』千葉富三編著、文芸社
『甦る古代日本の真実』千葉富三編著、文芸社
『言霊——ホツマ』鳥居礼著、たま出版
『「密息」で身体が変わる』中村明一著、新潮社
『神秘体験の種々相』本山博著、宗教心理出版
『超意識への飛躍』本山博著、宗教心理出版
『天皇祭祀を司っていた伯家神道』佐々木重人編著、徳間書店
『心身を浄化する瞑想「倍音声明」』成瀬雅春著、マキノ出版
『人類よ魂の向上を急げ』樋口雄三・アマノコトネ著、ナチュラルスピリット社
『日本の根幹と真文明』樋口雄三・アマノコトネ著、ナチュラルスピリット社
『宇宙の大道を歩む——川面凡児とその時代』宮﨑貞行著、東京図書出版
『エレガントな宇宙』ブライアン・グリーン著、草思社
『量子の宇宙でからみあう心たち』ディーン・ラディン著、徳間書店

著者プロフィール

宮﨑 貞行（みやざき さだゆき）

昭和20年生まれ。東京大学卒業後、官庁と大学に勤務。現在は、日本文化の古層を発掘する旅と物書きを続けている。近著に、『宇宙の大道を歩む――川面凡児とその時代』『天皇の国師――三上照夫の真実』『寄りそう皇后美智子さま――皇室の喜びと哀しみと』『ワカ姫さまの超復活』『天の岩戸を開いた知恵の神・オモイカネの謎が解けた』など。

アワ歌で元気になる 驚きのコトタマパワー

2013年4月10日　初版第1刷発行
2019年11月20日　初版第5刷発行

著　者　宮﨑 貞行
発行者　瓜谷 綱延
発行所　株式会社文芸社
〒160-0022　東京都新宿区新宿1－10－1
電話　03-5369-3060（代表）
03-5369-2299（販売）

印刷所　図書印刷株式会社

ISBN978-4-286-13670-7